60代から頭がよくなる本

高島徹治

興陽館

６０代から
頭が
よくなる本

高島徹治

興陽館

はじめに――最近「もの覚えが悪くなった」とがっかりするまえに

街を歩いていると、ふいに何々さんと声をかけられる。

確かに知っている顔なのに、どうも名前が出てこない。

あるいは、スマホやパソコンの取り扱い説明を受けてもなかなか覚えられず、店員に何度も同じ質問をしてあきれられる。

あなたは、「記憶力が悪くなったなあ」と、がっかりすることはありませんか。

しかし、頭が悪くなったと嘆いている場合ではありません。

かつて60歳は定年で仕事を離れ、第二の人生をスタートさせる年齢でした。

余生という言葉が使われていたのですから、いわば「オマケ」の人生と考えられていたわけです。

しかしいま、65歳まで働くことが当たり前となり、それが70歳に延長されようとしています。**60代はまだまだ現役**、70代はその延長線上にあるという認識で、女も男も仕事を続ける人が増えています。

人生１００歳時代到来といわれるいまや、60代はまだまだ若手といっても過言ではありません。

この私も、今年82歳になりますが、資格コンサルタントや能力開発コンサルタントとして、コンサルティングや講演などの仕事を続けています。

こんな私が様々な資格の取得をはじめたのは53歳のときです。

それから好調なスピードで、どんどん新しい知識を吸収しました。

いままでに、宅地建物取引主任者（宅地建物取引士）、行政書士、社会保険労務士、中小企業診断士１次、１級販売士、簿記２級、英検準１級、消防設備士など、91の資格を取得してきました。そのうち70の資格は60歳を過ぎてから取得したものです。

60歳を過ぎてからも、脳の老化を感じることはなく、むしろ頭がよくなったことを実感しています。

脳機能というのは、年をとっても向上させることができるのです。

そんな自分の30年を振り返り、日々進歩する脳科学やストレスケア、栄養学などの最新情報を取り入れて、わかりやすく「60歳を過ぎてから脳機能を向上させるコツ」をまとめたのが、この本です。

「記憶術」「ストレスケア」という頭の働きに欠かせない2分野に加えて、**「睡眠」「食生活」「運動」という3つの生活習慣から、60歳を超えてからでも脳機能を高めることができる**理由と、習慣化したい18の事柄を紹介しています。

各章の最後には、「すぐできる！」メソッドとして、脳トレやエクササイズも掲載しました。とても簡単なものですが、実践することであなたの脳が鍛えられて「頭がよくなった」ことを実感していただけるものと思います。

70歳を過ぎても仕事をしていたいと思ったら、脳機能の維持は必須です。脳の活性化を意識しながら60代を生きなければいけません。

そしてそれは、楽しみながら気もちよく続けられることが大事。がんばって我慢して努力を続けるというのでは、過剰なストレスを溜めてしまいますから続かないのです。

第1章の「頭がよくなる記憶術」には、脳の話が出てきます。あなたが初めて聞く言葉や学術用語がいくつか出てくるかも知れません。脳の話が難しいと思ったら無理に理解しようとする必要はありませんから、サラッと読み進めて、「頭がよくなる習慣」を読んでください。

本文中で、私が経験から編み出した3段階の読書法を解説しているのですが、1回目は、とにかくストレスを溜めずに速く読んでもらったほうがいいのです。これは、「ストレケア」「睡眠」「食生活」「運動」と続くすべての章で同じことがいえます。

読み進める中で、脳や自律神経などの話を読み返して納得するのもいいでしょうし、最後までサッと読んでから、もう一度読み返せば、理解力が数段高まっているはずです。

年をとっても「頭がよくなる」ことは、難しいことではありません。

簡単にできることばかり、それを知らないなんてもったいない！

続けることが楽しくなるような、頭がよくなる習慣があったらいいですよね？

そう思うあなたにとって、少しでもこの本が役に立てば幸いです。

高島徹治

目次

第1章 あなたの「記憶力」は、もっともっとよくなる！
――頭がよくなる記憶術

第3章

「こう眠る」と、頭はよくなる

――頭がよくなる睡眠

第4章

「これを食べる」と、頭はよくなる！
——頭がよくなる食生活

第5章 60代から頭をよくする「運動法」！

――頭がよくなる運動

第 1 章

あなたの「記憶力」は、もっともっとよくなる！

頭がよくなる
記憶術

脳細胞は、年をとってからも増え続けている！

「もう、60歳だから、頭の働きが鈍くなるのも当然だよな」「よくあるんだよ、歌手のうたう様子は、まざまざと蘇るんだけど、肝心の名前が思い浮かばないんだ」「英単語を思い起こす力も弱くなりましたよ。計算する力もそう。昔はなんでもできる才色兼備のお嬢さんと、引く手あまたでしたのにねえ」

あなたは、こんな悩みを愚痴ったことはありませんか。

これも、ある意味では当然なのです。人間の体は、加齢とともに、いくぶん機能が衰えていきますから。しかも、脳に関しては、体の他の部分より衰えが激しいと考えられてきました。

その理由は、加齢とともにやってくる脳細胞の減少です。１０００億個以上もの神経細胞で成り立つ人間の脳は、年をとるとまったく新しくは生まれず、どんどん消滅し、一定年齢以上では、再生不能になるのです。

――と、まあこういうと、私たちには、絶望しか残っていないような気分におちいりますよね。

ところが、まさに、ところが、なのです。

脳科学の世界で、１００年以上も常識とされてきたこの通説が、近年とくに発展著しい脳科学の数々の研究によって、覆されてしまったのです。

どう変わったのでしょうか。

一言でいうと、「人間は年齢にかかわらず、一部の脳では、神経細胞を増やし続けている」ということがわかったのです。そう、すべての脳で、神経細胞は減るいっぽうであるということこれまでの通説とは、真逆の結論が導かれたのですね。

しかも、**増やし続けている脳の部位は、記憶ともっとも関係の深い海馬**という部位だというのです。

そうすると、冒頭に述べたような愚痴は、意味を持たなくなります。年をとっても脳細胞は増え続けているのですから。それらの愚痴は、単なる思い過ごしにほかなりません。こう錯覚することには、原因があるのですが、それは後ほど述べることにして、まずは、この新しい研究成果について、注目しましょう。

「脳細胞は増える」と脳科学者も次々に発表！

この説を述べたのは、一人の科学者ではありません。

まず、口火を切ったのは、イギリスのロンドン大学で教鞭を取る認知神経学者のエレノア・マグワイアという先生です。先生は、ロンドンのタクシー運転手に注目しました。なぜかというと、行ったことのある方ならわかるでしょうが、ロンドンの地理は複雑怪奇です。そこで、この地でタクシー運転手になるには、「ザ・ナレッジ」という世界に例をみない、難しい職業テストに合格しなければなりませんでした。

先生は、この運転手さんたちに注目し、ＭＲＩで脳の中身を精査したのです。その結果、彼らの脳は、海馬が一般人より大きいこと、しかも海馬の神経細胞の数が、30年経つと、なんと20％も増えていることを発見したのです。この研究成果は、２０００年の米国科学アカデミー紀要に発表されているそうです。

そして、同じ頃、ノーベル賞受賞者を何人も輩出しているアメリカのソーク研究所のフレッド・ゲージ博士が、海馬の入口にある「歯状回」という部位では、神経細胞が生まれ続けているという研究結果を発表し、注目を集めました。

この衝撃的な発表を機に、その後も海馬の研究は進められ、２０１８年4

月、米コロンビア大学のモーラ・ボルドリーニ准教授が「人間は年齢にかかわらず生涯ずうっと脳の神経細胞を増やしている」ことを突き止めました。

これらの研究の結果、「人間の脳の神経細胞は、死滅するばかりではない。少なくとも、海馬に関しては、年齢にかかわりなく、増え続けている」というのが、通説になったのです。

さて、そうなると、「もう、**60歳なのだから、記憶力が落ちるのも仕方がない」という考え方は、間違っている**ことがわかります。「でも、実際にもの覚えが悪くなるし、思い出せなくて困っているではないか」という反論がすぐ返ってきそうですね。

それには、理由があるのです。ひとつは、気力です。いい換えれば、心もちといってもよいでしょう。「60歳だから、もういいか」などと、思っていませんか。これでは、神経回路の数が増えても、それらが働かないのですから、もの覚えも悪くなるし、新しく記憶することもできません。

ですから、こうした気もちを捨てること、それが「60代から頭がよくなる」ためにやってほしい第1歩です。

「脳のしくみ」を知ると頭はよくなる

さて、ここまでの記述で気になる言葉、あるいは気になった叙述はありませんでしたか。ズバリいえば、「海馬」という変な言葉、そして「海馬は年齢にかかわりなく増え続けている」という叙述です。

海馬は、最近とみに有名になっているので、「うん、聞いたことがある」という方も多いかもしれません。でも、正直いって、その正体や、その働きについて、ある程度でも、知っている人は少ないのではないでしょうか。

そこで、次に、あなたが物事を記憶するときに使っている、脳の構造やその働き方について、駆け足でデッサンしてみましょう。

「見る（視覚）」「聴く（聴覚）」「嗅ぐ（嗅覚）」「味わう（味覚）」「触れる（触覚）」を五感といいます。ここで受けた刺激は、電気信号に変換されて神経細胞（ニューロン）に伝わり、あなたの脳へと届きます。

その脳ですが、これは「大脳」「小脳」「脳幹」という3つの部位から成り立っています。ここでは、「頭がよくなる」ことに直接関係する大脳のことを、紹介してみましょう。

大脳は、脳の全体の容量の85％を占めています。なんと、85％ですよ。この一事からして、大脳の大切さがわかりますね。

この大脳の表面を覆っているのが「大脳皮質」で、その内側が「大脳辺縁系」と呼ばれる部位です。

大脳皮質、つまり中身を覆って、包み込んでいる皮の部分は、厚さ2～4ミリ程度しかありません。ただ、「前頭葉」「頭頂葉」「側頭葉」「後頭葉」「脳梁」

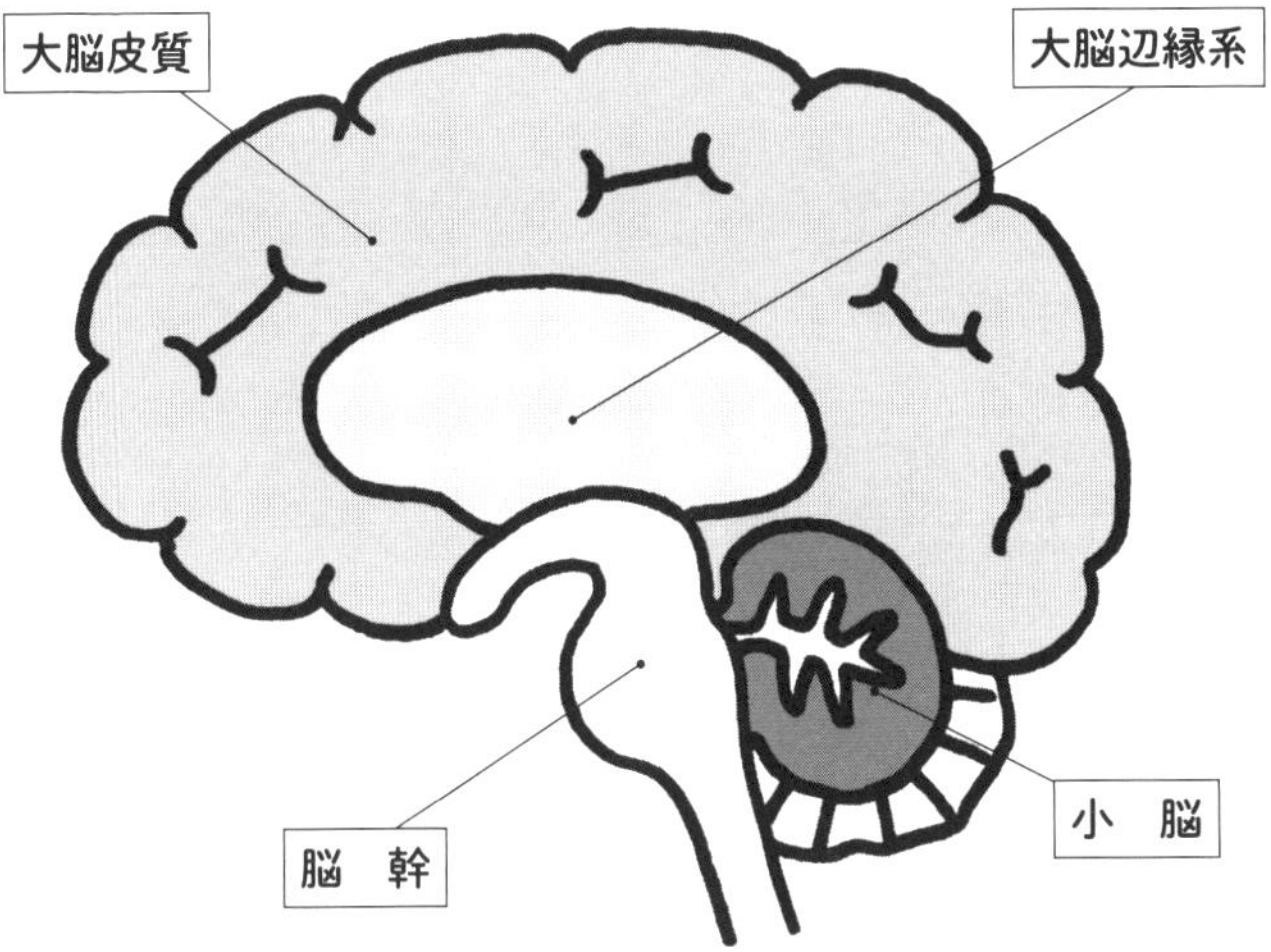

という、人間の思考に重要な部位で構成されています。脳の進化では、もっとも新しい、つまりもっとも人間らしい働きをする部位です。

前頭葉は大脳皮質の前側（額のあたり）、頭頂葉は上側、側頭葉は左右両方の脇の部分（耳の裏）、後頭葉は後側（後頭部）と、名前通りのところに位置しています。わかりやすいですね。

目で見た情報を受け取るのは後頭葉、全身の触覚や口内の味覚情報を認識するのは頭頂葉、耳で聞いた情報は側頭葉と、五感で受けた刺激はそれぞれ違う部位で認識されます。

記憶と匂いとの深い関係！

さて、大脳皮質は、これくらいにして、その内側に入りましょう。内側は「大脳辺縁系」と呼ばれていて、ここは次のような働きをしています。（1）心拍、呼吸、血圧、体温など生命維持にかかわる自律神経のシステムの維持、調整、（2）食欲や性欲といった本能の調整、（3）喜怒哀楽の感情の調整、（4）睡眠や夢などを司る役割です。

よく読めばわかるように、生物体として欠かせない働きばかりで、いってみれば人間の生存にかかわっています。ですから、脳の進化において、もっとも古いとされる脳幹の次にできた古い脳です。

なお、五感の刺激情報でも、嗅覚だけは、この大脳辺縁系にダイレクトに伝わるとされています。これは嗅覚で危険を察知することが生命維持に必要だった原始時代の名残りでしょう。ですから匂いと記憶は深い関係にあります。ふとした瞬間に嗅いだ匂いが、古い記憶を呼び起こすことがありますよね。

海馬はどこにあるの

ところで、海馬の話が、まだ出てきませんでした。海馬は、どこにあるのでしょう。記憶を司る部位だから、人間らしい営みをする大脳皮質だろうと思うと、違うのです。

海馬は、大脳辺縁系で、大脳皮質の側頭葉（耳の裏側）の近辺に左右ひとつずつあります。直径は1センチメートル、長さは10センチメートルほど。細長いキュウリのように湾曲した形です。

なぜ、大脳辺縁系かというと、どんな下等動物でも、記憶無しでは生きていけないからです。「ここには、こんな危険がある」「こっちに行くと、おいしい餌にありつける」などという記憶のお蔭で、人間も含めた動物は、生の営みを続けられるのです。

人間の記憶は、これらが進化して、現在のように、実に豊かなものになっていますが、起源は、他の動物と一緒なのですね。つまり、生存のための機能なのです。

ところで、「海馬」ですが、変な名前ですね。名前の由来は、ギリシャ神話です。神話に登場する存在に、海と地震を司る海神ポセイドンという、大変強い神がいます。ポセイドンは、上半身が馬で、下半身が魚、という想像上の動物である「海の馬」が牽く海の戦車に乗るといわれています。その想像上の「海の馬」の尻尾に似ていることから、こう名づけられました。

また、タツノオトシゴという魚が生存していますが、形が実にそっくりなのです。その別名が海馬であるので、こう呼ばれたという説もあります。

名前の詮索は、これくらいにして、海馬のもっている役割について見ていくことにしましょう。

なぜあなたは忘れてしまうのか

海馬の役割を一言でいうと、「記憶の司令塔」ということになります。視覚や聴覚などの感覚器官を通じて集められた情報は、大脳皮質を通過して、海馬に集められ、内容が一時的に保存されます。**海馬は、次に、その情報を吟味し、「これは覚えておく」「これは要らない」と、ふるい分けします。**そして、覚えておくべき事柄は、大脳皮質に送り、そこで貯蔵されることになります。

「これは要らない」とされたものは、記憶されずにポイされます。

海馬は、情報をふるい分けするだけではありません。その逆の作業として、必要に応じて大脳皮質から情報を取り出してくるのも、海馬の役割です。いってみれば、「覚えること」と「思い出すこと」の両方に、深く関わっているのです。

今度はこれを、記憶している時間という角度からみてみましょう。

私たちの記憶は、脳に情報として残される時間によって、「感覚記憶」「短期記憶」「長期記憶」という3つに分類されます。

視覚や聴覚が、眼や耳といった器官で瞬間的に保持され、長くても1〜4秒程度で忘れてしまうのが「感覚記憶」。いくら人間の脳が優れた器官でも、目で見た物事、聴いた音などをすべて記憶しておくことなどできません。ですから、覚えておく必要がないものは、1秒くらいで記憶から消えていきます。

この感覚記憶、つまり五感が受け取った信号のうち「覚えること」と分類された情報は、大脳皮質から海馬に送られて、一時的な記憶として残ります。これが「短期記憶」です。覚えている時間は数秒から数十分。長いものでは、数日間から最長１カ月間程度まで、覚えていることもあります。

さらに、海馬に入った短期記憶の中から、選ばれた情報だけが、再び大脳皮質に送られて貯蔵されます。これが「長期記憶」で、一度貯蔵されたら多くの記憶は年単位で保持され、なかなか忘れることはありません。

私たちが、ふだん「記憶」と呼んでいる長期記憶が貯蔵される大脳皮質の容量は、無限ともいわれるほど膨大なデータを保持できます。これに対して、短期記憶をいったん受け取り、「このうちどれを長期記憶として残そうか」という選別作業を行う海馬の容量は、それほど多くありません。

ですから、忘れてしまうことで、新たな短期記憶を保持する容量の確保をしているんですね。１０００億個以上ともいわれる脳全体の神経細胞の中で、海馬にあるのは、１００億個程度と考えられています。

年齢にかかわらず、海馬では神経細胞が増え続けているというのが新しい発見でした。これが、「脳細胞は死滅するいっぽうなのだから、記憶力が低下するのは仕方のないこと」としてきた脳科学の分野に、いかに大きなインパクトを与えたか。ここから、脳科学の分野にも、新しい風が吹いてきたのです。

なぜ認知症は起きるのか

ここで、認知症のことにもすこし触れてみましょう。

実は、**認知症は、海馬の委縮が大きな原因**なのです。海馬に障害が起こると、大脳皮質に貯蔵されて長期記憶となっている昔の記憶を思い出すことはできても、つい先ほどのことが思い出せないという状態になります。

これは、ある種のタンパク質が、海馬を委縮させてしまうことから起こる認知機能障害です。認知症の中でいちばん多いもので、「アルツハイマー型認知症」と呼ばれます。

アルツハイマー型認知症は、まず、ついさっきのことが思い出せない短期記憶障害が現れます。そして、それがさらに悪化すると、大脳皮質の前頭葉や頭頂葉まで委縮が広がるので、記憶障害だけでなく時間や場所もわからなくなります。

一般的に、アルツハイマー型認知症は、50歳前後から、脳委縮の原因となるタンパク質が脳内に溜まりはじめて、70歳くらいで発症するケースが多いとされます。

もの忘れが多くなって、認知症の初期段階ではないかと心配をしている人がいるかも知れませんが、**認知症による短期記憶障害の特徴は、もの忘れを自覚していない**か、心配をしていないところにあります。

ですから、もの忘れが生活に大きな支障をきたすようなものでなければ、必要以上に心配することはありません。

この本で紹介することになる「**脳を活性化させる習慣**」は、**アルツハイマー型認知症**や**うつ病**の予防にも効果があります。原因となるタンパク質を増やさない方法なども、後ほど解説しますので参考にしてください。

本当に「頭のよい人」の特徴

さて、これまで記憶という言葉で、すべてを含めて語ってきました。しかし、記憶にもいろいろな種類があります。どんな種類があるのか、それを知ることは、「60代から頭がよくなる」ために、ぜひ必要なことです。

話が、すこーしだけ難しくなることをお許しください。最近、認知心理学の世界では「**メタ認知**」「**メタ記憶**」という考え方が流行っています。「メタ」とはギリシャ語に由来する言葉で、「高い」「超」などの意味です。そして、「高い」が発展して、「上から見た」などの意味を表すこともあります。

そこで、メタ記憶とは、上から見て、「自己の記憶活動を客観的に捉え、評価した上で制御する知識」といっておきましょう。つまり記憶があったことを記憶していることです。「朝食を食べた記憶がある」という知識がメタ記憶で「朝食になにを食べたか」というのが記憶になります。「人の名前が思い出せない」というのも「人の名前」というメタ記憶があるわけです。

メタ記憶は、子どもは発達段階なので、あまり身につかず、大人ほど身につけているともいわれます。これから、紹介するのはそのひとつ、記憶の分類です。

あなたがなにかを覚えようとしたときに、**覚えやすい事柄と覚えにくい事柄**がありますよね？

この違いが起こるしくみを理解することによって、記憶力や学習能力を向上させることができます。

海馬に保持された短期記憶は、言語やイメージなどへの変換、復唱、すでに貯蔵されている長期記憶との結びつきなどにより、選別されます。そして選別の眼鏡にかなったものだけが、大脳皮質に送られ、長期記憶として貯蔵されるのでしたよね。

長い時間保持される長期記憶には、まず言葉で説明したり文字で表したりできる「**陳述記憶**」があります。「陳述」というと、難しげに聞こえますが、なにか意味のあることを「述べる」「表す」という意味です。

（もうひとつ、言葉やイメージでは表せない「非陳述記憶」というのもありますが、これについては後の説明に回しましょう。）

言葉やイメージで表せる陳述記憶ですが、そのうちいちばん記憶に残りやすいのは、「エピソード記憶」です。これは、おおむねストーリー（物語）が絡むので、「**ストーリー記憶**」といい換えても、いいでしょう。

あなたは、学生時代の想い出で、周りの景色や人の顔も浮かんでいるのに、その場所や人の名前が思い出せないことがありませんか？

「あれは18歳の夏、仲間たちとクルマ5台に分乗して湖がきれいなキャンプ場へ行ったとき、一緒に釣りをした髪の長い女の子、なんていう名前だったかな？　待てよ、あそこはなんていう湖だったっけ？」

こんなことは、よくあることですよね。

このように、自分が体験したり、見たりした経験に基づく記憶が「エピソード記憶」です。「仲間たちとクルマで行った」「湖がきれいなキャンプ場」「一緒に釣りをした」「髪の長い女の子」といった記憶のことです。

さて、陳述記憶には、もうひとつ「**意味記憶**」という種類の記憶もあります。

これは、言語や数字など、意味をもつものの記憶です。

先のエピソードに関連していえば、「18歳」「クルマ5台」「女の子の名前」「湖の地名」などは、意味記憶です。主に名前や数字、単語などの情報で、身近なところでは歴史の年号、法令や法規の条文なども意味記憶になります。

エピソード記憶はネットワーク化しやすいのが特徴で、「仲間たちとクルマで行った」「湖がきれいなキャンプ場」「一緒に釣りをした」「髪の長い女の子」というひとつひとつの記憶が結びつくことで、このイベントを思い浮かべることができます。しかし、意味記憶のほうは、関連づけが弱くなりやすいという特徴があります。

人間にとって記憶とは、生命維持のために必要な経験を覚えておくことからはじまったものです。ところが、言語や文字を手に入れてからは、経験以外のことも、記憶として残すことができるようになりました。進化の過程で後から生まれた意味記憶は、脳内で高度な処理が必要とされます。ですので、関連づけ＝ネットワーク化が、どうしてもエピソード記憶より弱くなるのです。

それにつけても、思うのは、よく「あの人は頭がいい」と、人に対していうことがありますよね。その場合は、この意味記憶に長けている人を指すことが多いのです。この意味で、いちばん頭がいいといわれるのは、東大生でしょう。単語や歴史の年代もよく記憶していて、法規や法令などの条文も、よく暗記している。申し分ないようですが、こういう人は得てして、コミュニケーション力に欠けていることもあります。

こういう人は、「頭はいい人」かもしれないですが、「できる人」にはなれないことが、よくあります。ですので、他の記憶も、そしてほかの能力獲得にも意を用いて、本当の意味での「頭のよさ」を手にしたいものです。

「体で覚えたこと」は一生忘れない！

さて、ここで復習しておきましょう。言葉で説明したり、文字や記号で表したりできるのが「陳述記憶」でしたね。そして、これには2つの種類があります。ひとつは、ストーリーのある「エピソード記憶」です。もうひとつは、味も素っ気もない単語や数字、名前、法令、年号などの「意味記憶」です。

ところで、陳述というからには、反対の陳述でない記憶、つまり「非」陳述記憶もあります。「非」は、「あらず」という意味ですよね。これは「手続き記憶」ともいわれますが、体が覚えた記憶のことです。

例えば、自転車の乗り方や楽器の演奏法、泳ぎ方、ゴルフのスウィングといった、身体で覚える記憶です。「技能記憶」と呼ばれることもあります。

この手続き記憶は、同じ経験を繰り返すことによって長期記憶として定着し、一度貯蔵されると意識しないところで、自動的に機能し続けるのが特徴です。「10年ぶりにギターを弾いてみたら、指はうまく動かないけど、コードはほとんど覚えていたよ」。あなたにも、そんな経験がおありではありませんか。

すこし、肩の張る話が続いたので、ここで息抜きをさせてください。実は、私にも、そんな経験があるのです。卓球の話です。いまを去ること60数年前、中学時代に、私は卓球が得意でした。部活は軟式テニス（現在のソフトテニス）でしたが、卓球部に遊びで出張り、卓球部の選手と互角に戦い、NO.2とはいい勝負でした。

それから60数年――。妻が亡くなったものですから、淋しさを紛らわすために卓球クラブで卓球をはじめたのですが、技はすぐといっていいほど早く思い出しました。日本のユース代表だったコーチに「はじめて2年ですが」といったら、「えっ、たった2年ですか」と、目をむいて驚かれました。そして、この春、東京・杉並区の新人戦に挑戦し、4人総当たりで2勝をあげました。

まあ、他愛のない自慢話につきあわせて、すみません。すこし意味づけをすれば、手続き記憶は、それほど強力だという証明と受け取っていただければ幸いです。あなたにも、きっとこういう経験がおありだと思います。

真面目な話にかえって、陳述記憶は大脳皮質に貯蔵されますが、手続き記憶は、平衡感覚や運動を司る小脳と、大脳の奥で大脳皮質と脳幹を結びつけて筋肉や姿勢の調整を行っている「大脳基底核」の働きで記憶されます。

記憶喪失になった人が、陳述記憶は思い出せないのに、手続き記憶は無意識で覚えているというケースが、よく報告されます。身体で覚えたことは、なかなか忘れないのですね。

これは心理学的な要素ですが、すでに記憶している情報が、新たに記憶することに影響を与える「プライミング記憶」というものも、非陳述記憶に含むことがあります。

「会社の話をしばらく聞いた後に友人を紹介されたので、てっきり同じ会社の人だと思ってしまった」というようなことがプライミング効果といいます。

一時期、若い人たちの間で流行った「ピザって10回言ってみて」の、あれですね。

「ピザ、ピザ……」と10回言わせた後に、「ここは？」と言ってヒジをゆび指すのです。プライミング効果で「ピザ」という言葉が残っているので、つい

「ヒザ」と言ってしまうわけです。

「作業記憶」が頭のよさに大きく影響する

これまでの分類とは、別な次元の話ですが、「頭のよさ」に大きく影響する**「作業記憶」**についても、お話ししておきましょう。

作業記憶とは、人間の心をコンピュータに例えた認知心理学という分野から生まれた概念で、**「ワーキングメモリ」**とも呼ばれます。「ワーク」、つまり「働いている」「生きている」記憶のことです。

これだけではよくわかりませんね。詳しく、説明してみましょう。

デスクワークをしているとき、急にほかの仕事を頼まれ、いままでやっていた作業を一時中断します。そして、後で頼まれた仕事を優先的に終わらせた後、元の作業に戻ります。こんな経験は、どなたでもおありでしょう。

このように、**なにかの作業中、一時的に情報を保存しておく。その最初のほうの作業の記憶が、ワーキングメモリといいます。**つまり、いったん作業をやめるのですが、その記憶は「働いており」「生きている」わけですね。

もっとも、最近のこうした専門用語は複雑で、最初のほうの作業と後のほうの作業をひっくるめて、こうした構造自体をワーキングメモリという使われ方もされているようです。

「記憶」という言葉からは、頭の中に記録されている情報から必要なものを引き出す長期記憶をイメージします。でも、その長期記憶の元となるのが短期記憶である、ということは、すでに述べました。

計算や仕事など、その作業をしている間だけ記憶していればいい**作業記憶も、短期記憶の一種です。**実際に、日常生活は、複数の作業を同時に処理したりといった複雑なことを行いながら成り立っています。

そもそも会話をするためには、作業記憶のシステムが働かなくてはいけません。自分が相手に話したことを覚えておきながら、相手のいったことを記憶にとどめ、考えて発言します。

作業記憶は、こうした会話、読み書き、計算といった行為に欠かせないシステムなのです。さらに、物事の優先順位を決めるときにも欠かせないシステムですから、頭のよさには大きく影響します。

コンピュータは苦手という方もいるかもしれませんが、古くからあるコンピュータ用語に「マルチタスク」という言葉があります。複数の作業を同時に処理したり（マルチ）、細かく切りかえながら処理したりする機能のこと——。ワーキングメモリに似ていますね。この機能こそ、コンピュータが普及した要因のひとつです。最近では、この機能は、スマートフォンにも受け継がれ、さらに進化しています。

毎日携帯しているスマートフォンで、あなたが複数のアプリを同時に使っていることは珍しくありません。これこそ、マルチタスクなのです。アプリを起動していなくても、バックグラウンドで、いくつかの作業が同時に処理されているわけです。

しかし、人間の脳は、こうしたマルチタスクが得意ではありません。

それは、ワーキングメモリの容量が少ないからです。数字、単語といった情報の種類や、個人差で違いはありますが、同時に記憶できる情報は3つか4つまでといわれています。

あなたが60歳前後だったら、学生時代にラジオの深夜放送を聞きながら勉強をする「ながら勉強」をした経験がある人も多いと思います。そのとき、母親に声をかけられた瞬間に、覚えていた歴史の年号を忘れてしまったということはありませんか？

これは、容量不足でワーキングメモリがオーバーフローを起こしてしまった状態。ワーキングメモリがオーバーフローしてしまうと、優先順位がわからなくなくなって、なにから手をつけてよいのか判断できなくなります。

ワーキングメモリの容量には限界がありますが、脳の活性化によって鍛えたり、容量をカバーする方法があります。これについては、後ほど紹介しますので、ワーキングメモリを上手に使って、短期記憶の強化につなげてください。

頭のよさには「忘れる」ことも重要

短期記憶を保持する海馬は、記憶容量がそれほど多くないために、忘れることによって新しい記憶が保持されるということを話しました。ですから、脳科学では、忘れることの研究も行われてきました。

「忘却」の研究でもっとも有名なのは、１００年以上前にドイツの心理学者ヘルマン・エビングハウスが発表した「エビングハウスの忘却曲線」でしょう。

エビングハウスは、意味を持たない10個の単語を記憶し、一定の時間が経ってから同じ単語を記憶するのにどれくらいの時間や作業が必要かという実験を行いました。そして、その際に「節約された時間または回数」を、「最初に要した時間または回数」で割り「節約率」という名でグラフ化したのです。

20分後には、節約率が58パーセントになったといいます。これは、記憶するのに100秒かかっていたことが、20分後には58秒でできたということ。この節約率の数値は、1時間後に44、1日後に34、2日後に27、6日後に25、1カ月後に21と、減少しています。

100年以上も前の実験ですから、現代ではいろいろな批判もありますが、人間の脳では、情報を記憶してから1日の間に急激な忘却があり、その後はゆるやかに忘却が続くということは確かでしょう。

もうひとつ重要なことは、**時間が経って忘れてしまった短期記憶も、完全に脳から消えてしまうわけではない**ということ。現在の脳科学によれば、短期記憶から長期記憶を選別する海馬では、忘却してしまった短期記憶でも、潜在的な記憶として1カ月間は保存されていると考えられています。

海馬には、こんな潜在的な能力があるのに、通常の短期記憶は、数十秒程度で忘れてしまうのは、なぜなのでしょうか。

最近の研究では、人間の脳は新しい記憶をつくると、同時に古い記憶を消去しているという発表があります。積極的に忘却するシステムが存在して、記憶を効率化しているという説が有力になっているのです。

忘却のしくみには、いろいろなメカニズムが存在すると考えられています。

まずは「自然崩壊説」です。使われない情報は、時間の経過とともに自然消滅していくという説です。

意味記憶の忘却を調べたエビングハウスの実験では、初めのうちに急激な忘却が起こり、その後はほぼ一定の水準を保つなだらかな下降曲線を描きました。

エピソード記憶の忘却を調べた別の実験では、最初の1年間で忘却される割合が1％以下、2年目以降は毎年5〜6％の安定した割合で忘却が続くという結果があります。覚えやすいエピソード記憶と、覚えにくい意味記憶とでは、忘却にも違いがあるということですね。

次に、「干渉説」があります。

これは、**新しい記憶が古い記憶を妨害したり、逆に古い記憶が新しい記憶を妨害して、記憶の忘却や混乱が起こる**という説です。

「がんばって本の内容を覚えたのに、別の本を読んだら忘れてしまった」ということや、「変化球をマスターしたら投球フォームが乱れた」といった手続き記憶の混乱も、これにあたります。

もうひとつ代表的なものが「抑圧説」。

これは人間がもつ防御機能のひとつで、**恐怖や不安を感じさせる不快な記憶を無意識のうちに消去してしまう**心理メカニズムです。忘れることで自分を守ろうとするわけです。

精神分析学の始祖として有名なジークムント・フロイトにまつわる話に、こんなものがあります。彼がまだ医師をしていた頃、ある患者の名前が、どうしてもこうしても、思い浮かばなくなったそうです。原因を調べたところ、彼は過去にこの患者の病状について誤診をしていたことがわかりました。本当は重い胃潰瘍《かいよう》だったのを神経障害と診断したのです。この「抑圧」が彼に患者の名前を忘却させたのです。

記憶力を高める３つのカギ

記憶力のカギは、いかにして海馬に保持された短期記憶を長期記憶へと変えて、大脳皮質に定着させるかという点にあります。

これで長く覚えていられます。

記憶力を高めるポイントは3つ。

①　強烈な印象であること
②　重要だという認識があること
③　反復されたこと

意識的にこの3原則を行えば、記憶力を高めることができるわけです。

とはいっても、どれも当たり前のことだと思いませんか?

強い印象を残した物事は忘れませんし、自分にとって重要なことは忘れないように努力します。何度も復習をして勉強をした経験は、あなたにもありますよね。この3原則を意識的にうまく使って、覚えたいことを頭に刻むのが、記憶術のコツだといっていいでしょう。

実はこの3原則、テレビのCM作りでも重要とされているポイントです。広告は見る人の記憶に残らなければいけませんから、「インパクトある」映像を「繰り返し」見せて「欲しいと思わせる」ことが基本となります。ただし広告の場合は、インパクトや繰り返し、メッセージ性が強すぎると、視聴者は不快感を覚えることがあります。その辺の要素を、バランスよく、5秒なり15秒なりにまとめるテクニックが求められているようです。

なぜこんな例をあげたかというと、この3原則は、自分の記憶力を高めると同時に、相手の記憶に残るテクニックとしても使えるということを、あなたに覚えておいてほしかったからです。

それぞれのポイントを見ていきましょう。

① 強烈な印象をもつ

喜怒哀楽、不安や緊張といった感情が変化することを「情動」といいます。脳で情動をコントロールしているのが、海馬の先端部にある「扁桃体《へんとうたい》」という小さな部位。扁桃体は、「快か不快か」「好きか嫌いか」という判断を行う場所で、情動が大きいものは大脳皮質の貯蔵庫に伝え、長期記憶として定着していきます。

生涯、記憶に残るような衝撃的な出来事は、激しい情動をともなっているわけです。とても怖かったこと、とても悲しかったこと、すごく辛かったことなどは、嫌な記憶として、逆に、とてもうれしかったこと、感動的な景色、とても美味しかった料理などは、心地よい記憶として定着するのです。

ですから、意識的に大きな情動を加えることができれば、その記憶は、長期記憶として定着しやすくなります。

2 重要だという認識をする

情動の大きなことが長期記憶として定着するのは、脳が「生き残るために必要な情報」だと判断する、とても本能的な働きによるものです。

あなたが、この働きを効率よく利用しようと思ったら、余計な情報はインプットしないことと、記憶したいことをはっきりさせることが大切です。これは、試験勉強を思い出せばよくわかります。試験の問題に出ないことは、覚えないほうがいいですよね。

だから、試験勉強で使う参考書は、多ければよいというものではありません。海馬のメモリ容量は限りがあるのですから、関連性のない情報は見たり聞いたりしないほうが、効率がいいのです。

そして、短期記憶から本当に覚えたいことを絞り込んで情動と関連づけしたり、反復したりする、意識的な取捨選択が効率アップのカギとなります。

③ 反復する

意味記憶の定着には、反復が欠かせません。効率のよい反復法は、海馬が記憶を保持している期間に、すこしずつ間隔をあけて復習することです。

東京大学で多くの学生たちに実践されている反復法は、まず学習した翌日に1回目の復習、それから1週間後に2回目の復習、さらにそれから2週間後に3回目、そしてその1カ月後に4回目の復習をするというもの。海馬が短期記憶を保持している1カ月間に、ゆっくりと定着させるわけです。

反復法にはほかにも、AとBとCの部分を読んだらすぐDへと行かず、ABCと読み、BCD、CDEと読んでいく「1歩後退反復法」や、A、AB、A

BC、ABCDと読み進む「つぎ足し反復法」などが知られています。

頭をよくする３つのステップ

さて、短期記憶を効率よく長期記憶として定着させるしくみは理解できたことと思いますが、もうひとつ「頭のよさ」には、欠かせない要素があります。

それは、「思い出すこと」です。検索機能といってもいいでしょう。

記憶のプロセスには、３つのステップがあります。

①　覚えること

②　忘れないようにすること

③　思い出すこと

「記憶力」とは、なにかを覚えて、それを忘れないように定着させて、必要に応じて思い出す力なのです。

記憶の第1ステップである「覚えるステップ」は、外部から受けた刺激が脳に伝わって感情に変換され、記憶として取り込まれること。脳のしくみからいえば、五感から電気信号が脳に伝わり、感情が生まれて短期記憶が海馬にインプットされる段階ですね。

第2のステップである「忘れないようにするステップ」は、情報が記憶として脳に残ること。短期記憶が海馬に保持されてから、選ばれた記憶が長期記憶として定着するまでの段階です。

そして第3の「思い出すステップ」が、保持されている記憶を検索して引き出し、言葉にしたり文字にしたりすること。海馬や大脳皮質に記録されている情報のアウトプットですね。

もの忘れが多くなったと感じるときは、記憶が消えてしまっているのではなくて、引き出せなくなっていることがほとんどだといわれます。記録されている必要な情報を引き出す技術を身につければ、もの忘れを解消することも可能なのです。

ぜひ、あなたもこの３つのステップを意識して、この後に紹介する「頭がよくなる習慣」や「すぐできる！」メソッドを実践してください。

この章の最後に、もの忘れの原因と対処法をいくつか紹介しておきましょう。

昨日のお昼に食べたものが思い出せない

これは、食事をしたという記憶が多すぎて、区別できないために再生できなくなっている状態です。この場合は、意味記憶である食べ物や料理の名称から検索するのは得策ではありません。むしろ、エピソード記憶を活用しましょう。「どんな人と食べたか」「食べた場所のイメージ」といったことから思い出すのです。また、見たもの、聴いた音、嗅いだ匂い、温度など五感の記憶をたどるのも、思い出すひとつの方策です。

○なにを話そうと思っていたのか忘れてしまう

あなたは、誰かと会話をしていて、なにをいおうとしてたのかわからなくなってしまうことがありませんか。これは、すでに述べたワーキングメモリ（作業記憶）がオーバーフローしている状態です。相手の話を聞いている間に新たな情報がインプットされ、いおうとしていた情報が消えてしまったのです。いいたいことが浮かんだら、画像や音などをイメージするようにします。もし忘れてしまっても、いおうとしたことは潜在的な記憶として海馬に残っています。引き出しやすいイメージがあれば、再生することが可能です。

物をどこに置いたか忘れてしまったとか、家を出るときに忘れ物をするのも、情報がワーキングメモリから消えてしまうことが原因です。置き場所のイメージ化や、置いた場所を口に出していうと、効果的です。

○ 好きだった歌手の名前が出てこない

これも食べたものと同じで、名前を覚えた歌手が多くなりすぎて、検索がうまくできなくなっています。声、ビジュアル、見た場所や背景、一緒に見た歌手など、浮かぶイメージをできるだけ多く関連づけて具体化していきましょう。

とはいっても、私自身は、歌手の名前など、日常生活に支障がないですから思い出さなくてもよい、と思っています。思い出せないのは、①強烈な印象がないこと、②重要だと思っていないこと、③反復の回数が少ないこと、のどれかが原因です。反復についていえば、美空ひばり、北島三郎の名前を思い出せない人はいないでしょうから。

○ いいアイデアが浮かんだのに覚えていない

寝る前に考え事をしていて、とてもいいアイデアが浮かんだのに、朝起きたら思い出せないという経験は、あなたにもあることだと思います。これは、アイデアがワーキングメモリだけで終わってしまい、覚えられていないということですね。メモをするか、なにも道具がないときには何度も反復する、イメージを関連づけるといった方法で記憶を保持しましょう。

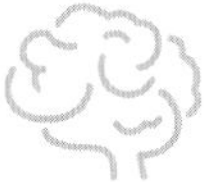

頭がよくなる習慣
1

楽しいことを習慣にする

これは、3原則の「強烈な印象」で「重要だという認識」を意識的につくる習慣です。いってみれば、大きな情動を起こすことによって、感情を生み出すわけです。扁桃体と海馬をだます作戦です。

感情は、五感で受けた刺激が電気信号として大脳皮質（ただし嗅覚だけは大脳辺縁系へダイレクトに伝わりますが……）に伝わり、扁桃体で生み出されます。

五感の刺激から生まれる様々な感情は、「喜怒哀楽」という言葉で例えられますが、これは、「快」と「不快」に大別することができます。「喜怒哀楽」を分解すれば、「喜び」と「楽しみ」という快の感情、「怒り」や「哀しみ」という不快な感情に分けることができます。ほかにも、「気もちいい」「美味しい」

といった快の感情、「痛い」「辛い」といった不快な感情があります。
こうした感情を意識的に生み出して、記憶の定着を図るわけです。感情を刷り込むといってもいいですね。

「快の感情を生む刺激」とは？

いってみれば、あなたにとって楽しいことや気もちがいいこと、美味しいことやうれしいことを習慣化すればいいのです。なにが楽しいか、なにが美味しいかということは個人差がありますから、あれをしろ、これを食べろということはいえませんが、いくつか具体例をあげておきましょう。

●家で仕事をするときはアロマオイルやお香を使う
●風呂で半身浴をしながら本を読む
●美しい景色を見ながら英会話の教材を聞く

頭がよくなる習慣

2

毎日メモをとる

かつて私の知り合いで、つまらないことで失敗を繰り返す部下に、ちょっとオシャレなボールペンをプレゼントして、「手帖でも折ったＡ４紙でもいいからいつも持ち歩いて、とにかくなんでもメモするようにしなさい」というアドバイスをした人がいます。ある有名企業の部長（当時）さんでした。

「メモ」が「もの忘れ」を解消させる手段であることは、誰もが知るところですよね。脳科学的にその理由を考えてみましょう。

この場合、「メモ」は、外付けＵＳＢメモリのような働きをします。こうした用語に慣れていない人のために解説すれば、外付けＵＳＢメモリとは、パソコン内のデータを記憶するために外部から差し込まれる、ごく小さなスティック状の機器のことです。つまり、USBメモリとは、脳内のワーキングメモリの容量を解放する手段なのです。メモを習慣化すると、書いたことはもう忘れてしまっても大丈夫だという安心感が生まれますから、言動や発想に余裕ができます。

この余裕が、「頭をよくする」秘訣なのです。

手で文字を書くという行為は、触覚や視覚といった五感の刺激をともなうので、その行為自体が記憶の定着を助けるという一面もあります。

しかしいまや、メモする道具はスマートフォンの時代。文字も音声も映像もすべて簡単にデジタルで記録することが可能になりました。ここで紹介した旧知の部長の話は、スマートフォンなどない時代のことです。

もちろん、「手書き」というメモの原点は、いまも「もの忘れ」をなくし、頭をよくする最高の手段であることは間違いありませんが、スマートフォンには情報をリンクさせられるという大きなメリットがあります。

●手書きでもスマホでも自分に合った手段で、とにかく毎日メモる

頭がよくなる習慣

3

語呂合わせや俳句にして覚える

学生時代の試験や、資格取得の試験は、言葉や数字といった意味記憶をいかにして定着させるか、というテクニックが求められます。

誰もが経験したことのあるテクニックのひとつが「語呂合わせ」です。

「７９４ウグイス平安京」というアレです。

あなたにも、歴史の年号を覚えたいくつかの語呂合わせがあることと思いますが、この７９４年は、もっとも代表的なものですね。それは、日本語ならではのリズムである七五調になっているからです。

七音と五音の繰り返しは、日本人にとってもっとも印象に残りやすい言葉です。七五調は、平安時代前期に編纂された『古今和歌集』から発達したといわれていますが、軽快、流麗な感じを与える調子とされます。

短歌は五七五七七、俳句は五七五で、どちらも覚えやすい調子ですけど、七五調はもっともシンプルな調子です。日本語には、平安の昔から現代に至るまで、「コトワザ」や名言、書や歌などの「タイトル」、「キャッチコピー」などに七五調があふれています。

「仏の顔も三度まで」「好きこそものの上手なれ」「渡る世間は鬼ばかり」「同情するなら金をくれ」「セブンイレブン、いい気分」

例をあげればキリがありません。

日頃から、この七五調や、すこし長いものは五七五に変換して物事を覚えるようにすると、長期記憶として定着しやすくなります。

さらに、「794」という数字に、「ウグイス」や「平安京」といったビジュアルが関連付けられることで、エピソード記憶が結びつけられるという効果もあります。

●七五調や五七五で、意味記憶を遊びながらビジュアル化する

頭がよくなる習慣 4

空想をする

私はVR（バーチャルリアリティ）のゲームをやったことがありませんが、とても興味があります。

ゲームどころかテレビすらない昭和の前期に学生時代を過ごした私たちの世代にとって、小説は、登場人物に感情移入して空想の世界に没頭できるバー

チャルリアリティでした。**当時夢中になって読んだ本の内容は、いまも忘れることがありません。**

バーチャルリアリティ――。ここで簡単に説明しておきましょう。バーチャルとは現実でないコンピュータ上の仮想の空間という意味です。仮想空間が、あたかも現実＝リアリティのように感じられるもののことの総称です。

そうした「登場人物への感情移入」がリアルな視覚や聴覚、振動などの触覚までともなって体験できるのですから、現代のバーチャルリアリティは強力な印象づけが行われるはずです。近未来には、覚えたいことや行ってみたい場所が、パソコンやスマートフォンで簡単に体験できるようになることでしょう。

いま、あなたがどこにいたとしても、簡単にできる疑似体験の方法がありま す。

それは、昔とかわらない空想の世界で遊ぶことです。

私よりも20歳以上年下になる60歳前後の人たちであれば、夢中になって漫画の世界に浸ったという人も多いでしょう。あなたも、漫画やアニメの登場人物に自分を投影し、感情移入したストーリーは、いまも忘れていないのではありませんか。

その疑似体験を意識的に習慣化しようというのです。

例えば、人と会った後に、頭の中でその人のことをできるだけリアルなビジュアルにして思い浮かべましょう。実際にあったシーンを再現するのもいいですし、ショートストーリーをつくって、まるでアニメのように動かすのも楽しいですね。これで、その人の名前や歳などの意味記憶は、エピソード化されていきます。

意味解説――つまり無味乾燥な意味を飛び出し、物語に色どられたエピソード記憶に昇華するのです。記憶として、はるかに覚えやすくなります。

空想の世界で遊ぶためには、ボーッとする時間が必要です。

通勤電車の中、休憩時間、就寝前のひとときなど、１日数回のボーッとする時間を習慣化しましょう。周囲からはボーッと見えても、頭の中は活性化している時間です。

●どんなことでも、動画にして遊べる空想の達人になる

頭がよくなる習慣 5

絶対忘れない「3回転学習法」

私がかねてから提唱している「3回転学習法」という記憶力向上法があります。これは、私が資格を取得するために行った勉強で確立した、もっとも効率のよい反復法です。

ここでは、その実践方法を簡単に紹介しましょう。

●第１ステップ　サラブレッド学習法

まず最初は、**参考書やテキストの全体を高速速読**します。

第1ステップは、「どういうことを勉強するのかという大枠」「自分の実力から見て、どのくらいの難度か？」「全体の構成や組み立て」といったポイントを把握することが目的。

わからないところは、文字に目を通すだけにして、止まらずに、とにかく最後まで読み通します。スピードが重要なので、馬の名を借りて、「サラブレッド学習法」と名づけました。

●第２ステップ　ブル学習法

次に、**じっくり、本の内容を脳にインプット**していきます。じっくり、ゆっくり進める勉強法なので、牡牛を意味する「ブル学習法」と名づけました。

ポイントは次の4つです。

「じっくり読んで理解を深める」「わからない疑問点は、調べたり質問したりして解消する」「重要なポイントに下線や傍線を引いてマーキングする」「第3ステップで使用する『重要項目カード』『数字カード』『暗記カード』『弱点カード』などを作成する」

●第3ステップ　記銘学習法

第2ステップでピックアップした重要部分を、反復して記憶します。

本は、マーキングしたところだけをサッと読むくらいにして、どこにでも携帯できる**カードを駆使**して、重要ポイントを記憶に定着させていきます。

1カ月～数カ月といった期間で、この3回転学習法を割り振るのです。

頭がよくなる習慣

6

人の顔と名前は場所を関連づける

2014年度のノーベル生理学・医学賞は、米国籍と英国籍をもつジョン・オキーフ博士と、ノルウェーのエドヴァルト・モーザー博士、マイブリット・モーザー博士夫妻という3人が受賞しました。

その研究内容は、私たちの脳の中でどのように空間が認識されているかという、脳科学的メカニズムの発見です。

脳には、視覚を司る部位や、聴覚を司る部位などがあることは知られていました。しかし、空間認識を司る部位、要するに場所を認識する部位がどこにあるかは、不明でした。

オキーフ博士は、これが海馬にあるに違いないという仮説を立てたのです。

そして、マウスの実験から海馬の神経細胞に空間を認識する部位があることを発見し、「場所細胞」と名づけました。

さらに、オキーフ博士の弟子であったモーザー博士夫妻は、この研究をいっそう進めました。

海馬の場所細胞に情報が送られるしくみを研究し、海馬の周囲にある大脳皮質の一部に、まるで方眼のような目盛りをつくっている神経細胞があることを発見したのです。この細胞は、「グリッド細胞」と名づけられました。視覚からインプットされた空間の情報は、このグリッド細胞でＭＡＰ（地図）化され、海馬の場所細胞に送られていました。

これは、短期記憶は、場所を関連づけることによって定着しやすくなるということの証明ですね。この場所細胞を活用しない手はない、というものです。

たとえば、初対面の人は、会った場所を関連づけておくことが大切です。

名刺交換をしたのなら、ぜひ場所の地名や建物の名称を書き込んでおきましょう。

これも、意味記憶をエピソード化することになります。

名前や地名といった意味記憶と、顔の印象、服装の印象、建物の雰囲気や背景など、エピソード記憶の要素とともに覚えれば、完璧です。

●名刺交換をしたら、建物の外装や内装、現場の雰囲気などをメモしておく

すぐできる！

簡単脳トレ

［思い出の写真トレーニング］

1――スマートフォンのアルバムに、子どもの頃からの写真で印象深いものを何枚も選んで登録しておきます。

2――通勤時間や休憩時間、就寝前などに、写真を見ながらいろいろなことを自由に連想します。

写真は小学生時代、中学生時代、高校生時代、20代、30代というようにグループ分けしておくといいでしょう。

当時の想い出、一緒に写っている友人のこと、撮影地のことなど、いろいろな角度から思い出をたどることで、長期記憶を引き出して新たに関連づけるというネットワーク化が行われ、記憶を引き出しやすくなります。

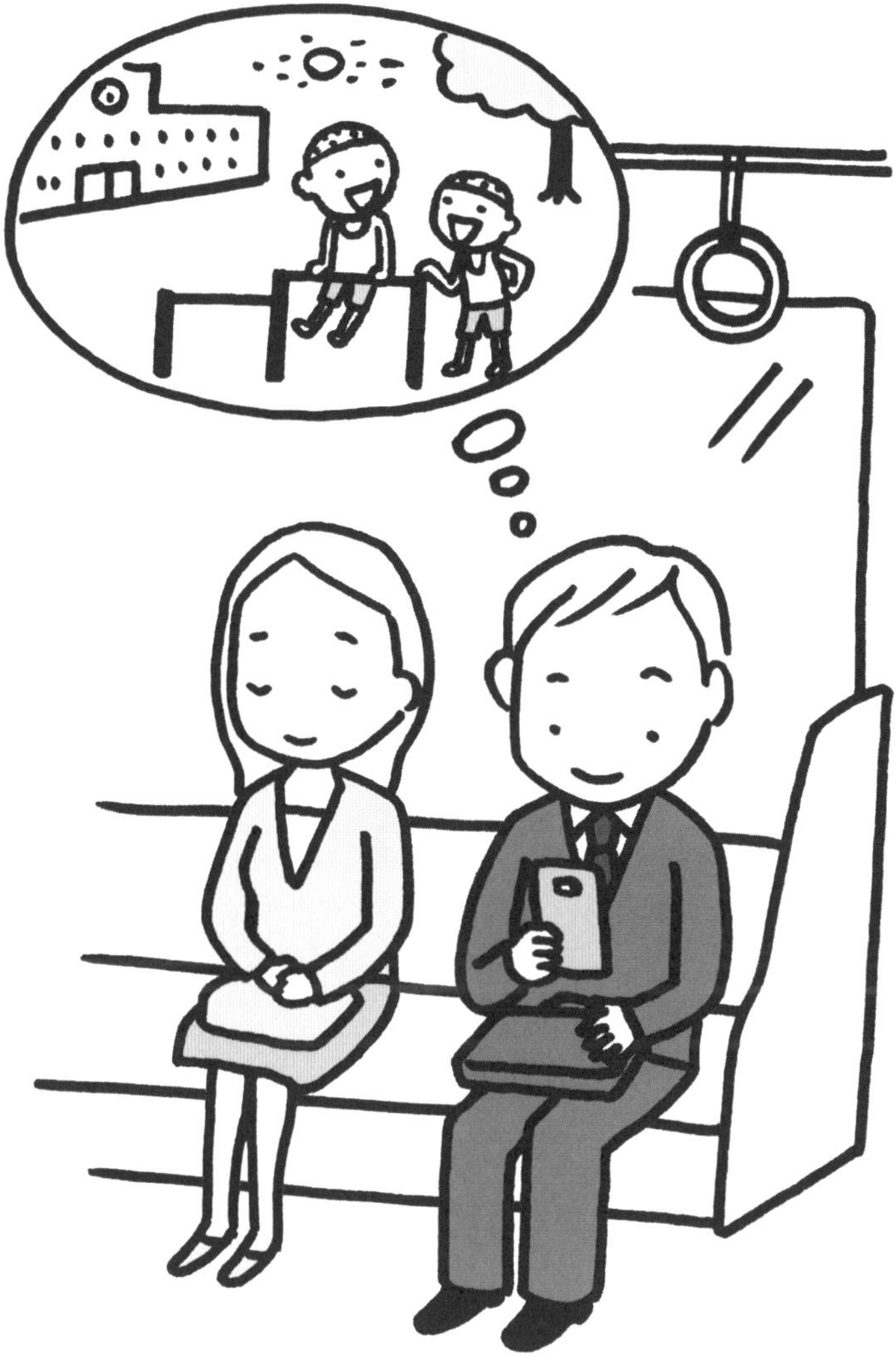

すぐできる!

簡単脳トレ

[飛び石検索トレーニング]

1——1日前、3日前、1週間前に、それぞれどのようなことがあったか、ひとつでも多くのことを思い出していきます。

2——1カ月前、3カ月前、6カ月前にそれぞれどのようなことがあったか、ひとつでも多くのことを思い出していきます。

離れている領域に貯蔵されている情報を検索するトレーニングです。

思い出をビジュアル化することで、過去の記憶がエピソード化されて新たな関連づけが行われます。

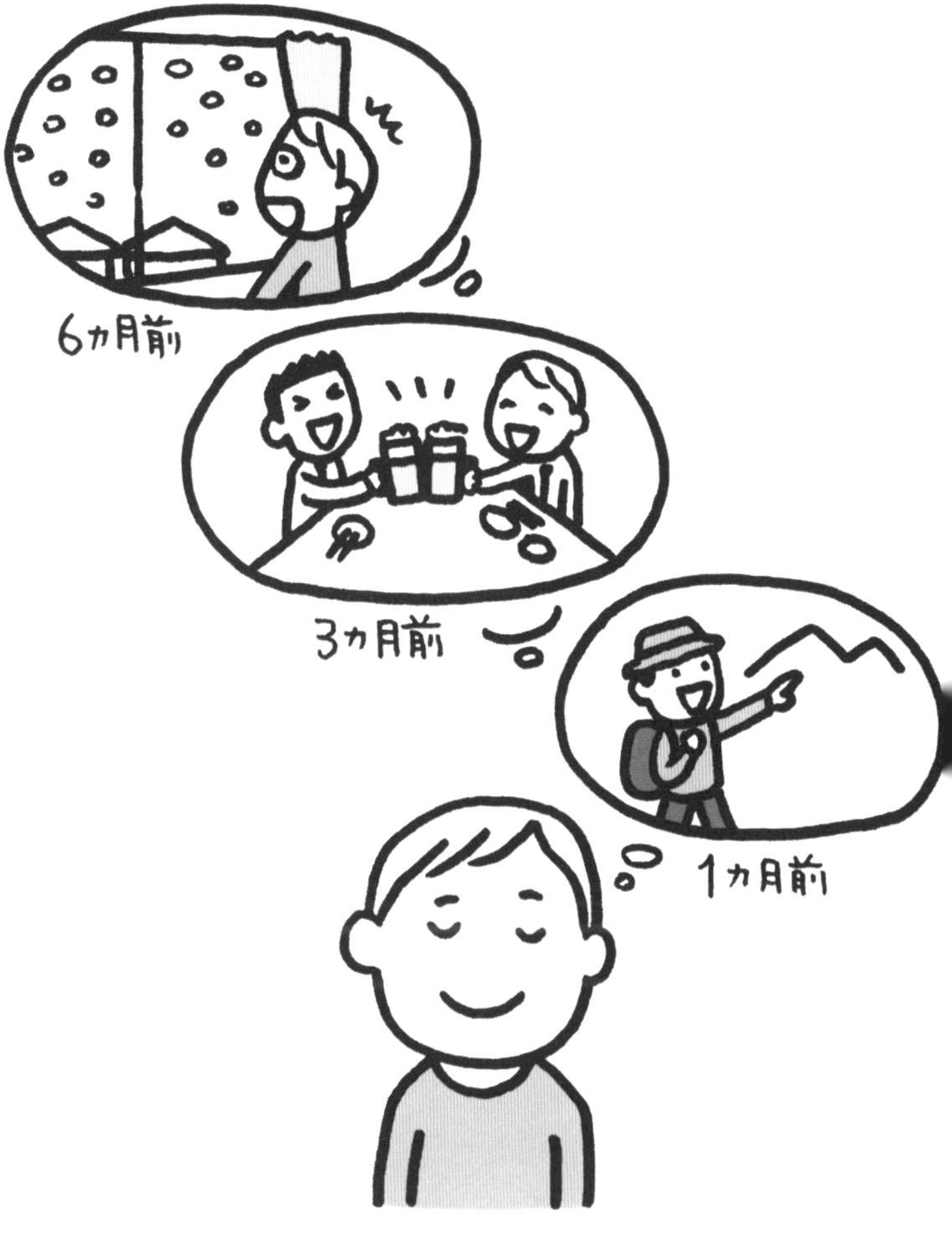
6カ月前
3カ月前
1カ月前

第2章

このストレス対処法で、「もの忘れ」がなくなる!

頭がよくなるストレスケア

ストレスを解消することはできない！

あなたのストレス解消法はどんなことですか？

スポーツであったり趣味であったり、美味しいものを食べること、とにかく寝るなんていうのもあるでしょうね。仕事で溜まったストレスを解消して自分を癒す手段は、人それぞれなにかしらもっているものです。

クリアな頭脳を維持するためには、リフレッシュさせることも大事。

でも、ストレスは解消できるものではないといったら驚きますよね。


「人間関係でストレスが溜まる」

「ストレスのない生活を送りたい」

日常、このような使い方をしているストレスという言葉ですが、そもそもストレスとはなんなのかという話から、この章ははじめましょう。ストレスが記憶力や学習能力に与える影響はとても大きいからです。

人間は、次から次へと五感で受けた刺激を電気信号として脳へ伝達しています。これは、第1章の冒頭でお話ししましたね。刺激の種類に応じた部位で、電気信号が映像、音、匂い、味、温度、皮膚感覚などとして認知されると、感情が生まれます。

短期記憶が長期記憶として貯蔵される理由のひとつに、大脳辺縁系にある扁桃体で、**「快か不快か」「好きか嫌いか」**という判断が行われ、それに従うということも述べました。ストレスの元となる感情を生み出しているのも、主に扁桃体です。

ストレスとは、五感で受けた刺激に対する脳の反応なのです。

扁桃体が「負」の判断をすると、興奮してストレス反応が起こります。扁桃体が、「辛い」「悲しい」「痛い」「不味い」といった判断をする刺激は、「負の刺激」とか「マイナス刺激」といわれます。

あなたがストレスを感じるときの状態を思い出してください。

暑い寒い、熱い冷たいといった皮膚感覚や、不快な音を聴いた聴覚、刺激的な匂いを嗅ぐという嗅覚、不味いものや嫌な味のものを口に入れたときの味覚などが、短期記憶として残っているはずです。

こうした直接的なマイナス刺激以外にも、人間関係でストレスを感じている場合などは、その相手の「姿＝視覚情報」や「声＝聴覚情報」を認識すると記憶の検索が行われて、「嫌い」「不快」といった感情が生まれ、ストレス反応を起こすわけです。

不快な感情を生むマイナスの刺激は、自分が意識するしないにかかわらず勝手に降りそそぐもの。その場にいたから、その人に会ってしまったからという、ある種、運命的な理由で遭遇するようなものです。

ストレスが解消できないといった理由は、ここにあります。

マイナス刺激は、生きていれば勝手に降りそそぐものですから、その刺激をなくしたり、消したりすることはできません。自ら、マイナス刺激が少ない環境を選ぶことは可能だとしても、「ストレスのない生活」というものは、あり得ないのです。**生きている限り、ストレスはある**ということですね。

検索しても情報が出てこないように、記憶からマイナス刺激を消してしまえばいいのですが、ある記憶を意識的に消すということは、コンピュータにはできても人間の脳にはできません。

忘れようとすれば、「忘れようとする刺激や感情」を思い出すことになるので、逆効果なんですね。忘れてしまおうとがんばればがんばるほど、余計にストレスを溜めてしまうのです。

勝手に降りそそぎ、**強いストレスを生む強い情動ほど、長期記憶となって脳に残る。**ストレスが厄介なのは、ここなんです。

自律神経の乱れが脳機能を低下させる

マイナスの刺激によって負の感情が生まれ、ストレス反応が起こると、気分が重くなる、イライラするといった心理面に影響が表れます。しかし、それだけではなく、身体的にいろいろな影響が表れます。

ストレス反応とは本来、マイナス刺激から自分を守る防御反応なのです。自分にとって危険であったり、有害であったりする刺激を感知すると、脳は身を守るために防御モードへと移行し、身体の様々な機能を変化させます。狩りをして暮らしていた時代であったら、戦闘モードということになるのでしょう。

具体的には、心拍の増加、血圧の上昇、呼吸が浅く速くなる、瞳孔が開く、血中の糖度が高くなるといった変化を起こし、その状態が長く続けば頭痛、肩こり、腰痛、目の疲れ、動悸や息切れといった症状が現れてきます。

さらに**慢性化してくると、慢性疲労、食欲低下、便秘や下痢、不眠といった症状へと悪化し、うつ病や自律神経失調症といった疾患に**つながります。

心拍、血圧、呼吸、体温、血糖、消化吸収といった生命維持に欠かせない多くの身体機能を司っているのが「自律神経」で、海馬や扁桃体がある大脳辺縁系から脊髄にかけての広い部位でコントロールされています。

ストレス反応に連動する自律神経は、当然、脳の機能にも大きな影響を与えることになります。この本のテーマである「頭がよくなる」こと以外の視点から見ても、心と体の健康に多大な影響を与えます。

自律神経は、交感神経と副交感神経から成り立ち、常に両方が6：4程度の割合で働いています。

交感神経は、活動モードをつくり出す働きがあり、優位になると心拍は速く、呼吸は浅く速くなって、血圧は上昇、瞳孔が開く……、これはストレス反応と同じですよね。

そうなんです。五感から受けた刺激が「負」の感情を生み出すと、交感神経が優位になるのです。交感神経は消化吸収機能などを休ませて、エネルギーを戦闘態勢に集中しますから、筋肉は緊張して感覚は鋭敏になり、続けていれば疲れることになります。

いっぽうの**副交感神経は、反対にリラックスモードをつくり出す**のが役割です。心拍数を減らし、血圧を下げ、呼吸も回数を減らして深くなります。エネルギーは、内臓器官に多く割り当てられて、消化吸収機能が高まるのです。

人類は長い間、昼間は交感神経が優位になって、夜になると副交感神経が優位になるというバランスで、心身の健康を保ってきました。しかし、現代人の生活は様々な外的刺激が増えたために、そのバランスが乱れてしまったのです。**ストレス反応が、自律神経を乱す大きな原因**となっているわけです。

現代人が自律神経を乱す例で、わかりやすい話があります。

デスクワークで一日中パソコン仕事をしていて、激しい疲労感を訴えるケースを考えてみましょう。仕事をするときは、交感神経が優位になっている活動モードですよね。交感神経は、瞳孔を広げて、遠くのものに焦点を合わせやすくします。狩りをしているときに、遠くの獲物を認識したり、外敵の存在をいち早く知るためだと考えればわかりやすいでしょう。

ところが、パソコン仕事では、瞳孔を収縮させて近くにある明るいモニターに焦点を合わせ続けることになります。これは本来、副交感神経が優位のときの状態なのです。そこで、自律神経の中枢域で混乱が起こり、それが疲労感につながるといわれているのです。

血流や血糖をコントロールしている自律神経が乱れれば、脳機能は低下します。つまり、活動モードでスマートフォンのモニターを見続ければ、頭が悪くなるということですね。

「もの忘れ」を悪化させる最大要因！

あなたが「もの忘れ」を気にするようになったのは、何歳からでしょう？

私は50歳になる頃でしょうか。

その頃から脳機能を低下させたくないと思い、資格取得のために勉強をはじめました。自分の脳を鍛えないから「もの忘れ」が起こる、「これは脳を鍛えなければダメになる！」と、奮起したのです。

その後の自分の30年間を振り返ってみると、この考えが間違っていたとは思いません。しかし、近年、**「もの忘れ」を悪化させる最大の要因はストレス**であるということを知って、「なるほどな」とも思いました。

元から活字が好きで、資格試験に合格することが快感であった私にとって、勉強はストレスになっていなかったわけです。

ストレスが脳機能を低下させる要因として、「コルチゾール」というホルモンの存在があります。コルチゾールは、左右の腎臓の上にある副腎という小さな器官で分泌され、もっとも代表的な働きは、肝臓で糖の合成を促して血糖値を上げることです。

膵臓から分泌される「インスリン」は、よく耳にするホルモンだと思います。コルチゾールは、このインスリンとは相反する働きをして、生命維持に役立っています。

自律神経は、血糖の量を一定に保とうとするので、食事をして血液中の糖の量が増えると、インスリンを分泌して血糖値を下げようとします。逆に血糖が少なくなると、コルチゾールを分泌して、血糖を増やそうとするのです。

コルチゾールは、ストレス反応によって分泌量が増えるので、「ストレスホルモン」とも呼ばれます。そして、認知症との関連がうたがわれ、研究が進められた結果、コルチゾールが、短期記憶の貯蔵庫である海馬を委縮させることがわかりました。

2018年に発表されたテキサス大学の研究結果では、認知症の兆候がない平均年齢48歳の男女2000人ほどを対象に、心理検査を行いながら、脳をMRI（磁気共鳴画像装置）でスキャンしました。その結果、コルチゾールの量が多い人ほど「もの忘れ」も多かったといいます。この研究では、50歳以下の若い人でも、ストレスが多いと脳のダメージが大きくなり、「もの忘れ」が激しくなるということがわかりました。

さらに女性の場合は、委縮が海馬だけでなく、大脳全体に及んでいたとされ、これは女性ホルモンが影響していると考えられています。

ストレス過多が脳を委縮させる！

怖いと思いませんか？

ストレス反応をいかにして抑えるか、交感神経がたかぶっている状態から、いかにして副交感神経を優位にするかということが、脳を救うことにもつながるのです。

ところが自律神経は、意識的に「よし、交感神経を活性化してパワーアップしよう」とか「副交感神経を優位にして楽になろう」などと、上げ下げできるものではありません。

ストレスの原因になるマイナス刺激は、勝手に降りそそぐものだからなくすことはできないし、忘れようとすれば余計にストレスを溜めてしまう。そして、ストレスによって乱れる自律神経も、意識的にバランスをとることができないとなれば、どうすればいいのだろう……。

いえいえ、そんなことを心配して、ストレスを溜めないでください。

「今日からできるストレスケア」で、あなたの頭をよくするのが、この章の目的なのですから。

あなたの脳疲労をチェックしてみよう

「疲労」と「疲労感」の違いがわかりますか？

あなたが「疲れた」と感じるのは、なぜかといえば、疲労感があるからです。例えば、仕事や運動で筋肉が疲労しても、疲労感がなかったら、疲れたとは感じないわけです。疲労感を覚えるのはどこかといえば、脳ですよね。

自律神経の中枢域に**「活性酸素」が増えることで、脳は疲労感を覚える**といいます。活性酸素も、脳機能に与える影響だけでなく、老化やがんの原因として注目されている物質です。

では、活性酸素とは？

酸素は、体内で脂肪がエネルギーとして使われるときに必要とされ、使われた後に、活性酸素という物質を発生させます。活性酸素は、強力な酸化作用をもっており、ウイルスや細菌を殺す「免疫機能」があります。

悪い影響を与える外部からの侵入物を殺して身体を守るのですから、とても重要な役割をもつ物質なのですね。ところが、酸化作用が強いあまり、過剰になると、普通の細胞まで攻撃してしまう、という大問題を抱えています。ですから、身体には、この酸化作用を抑えるために「抗酸化」というシステムが備わっています。

ところが、活性酸素はとても、とても増えやすいのです。まず、ストレス反応によって増えることがわかっています。さらには、体内でのエネルギー消費が増えたり、紫外線を浴びたりするだけでも、ドーンと増えてしまいます。こうなると、身体に備わっている抗酸化システムでは間に合わなくなって、何の罪もない細胞を攻撃してしまうのです。

善玉変じて悪玉になってしまうわけですね。

活性酸素の悪影響は、皮膚のシワやシミといった外見の老化現象にはじまって、動脈硬化、がん、糖尿病といった生命にかかわる重大疾患の原因となります。それだけではありません。**ストレスによる脳疲労が続けば、アルツハイマー型認知症の原因に**もなるのです。

ですから、活性酸素を増やさない生活、抗酸化作用を高める食生活が、脳機能を維持して老化を防ぎ、寿命を延ばすために欠かせません。

さて、活性酸素によって起こる脳疲労ですが、「飽きる」「疲れる」「眠くなる」が、脳疲労の三大サインといわれます。これは、脳が疲れはじめると、

「疲れた」と感じる前に、「飽きる」というサインが現れるということ。「疲れた」と感じてもその状態を続ければ「眠くなる」ことによって、自分を守ろうとするということです。

なにかをしていて「飽きた」と感じたら、休憩して脳をケアしろというサインだということを覚えておいてください。マイナスの感情が生まれ出しているというサインでもあります。

自分の脳がどの程度疲労しているのかという脳疲労度は、クリニックを受診すると、数十項目の判定テストによって知ることができます。

ここでは、疲労と睡眠の臨床医である梶本修身先生が考案された、脳疲労の問診票を紹介しましょう。ＮＨＫの番組でも放送されたのでご存じの方もあるかと思いますが、とても簡単に自分の脳疲労を知る方法なので、ぜひ参考にしてほしいと思います。

次の7項目で、自分が当てはまるものにチェックを入れてください。

- □ 物事は、切りのいいところまでやらないと気がすまない。
- □ 責任感があり、遅くまで残業しても苦にならない。
- □ 集中力が高く、何かに没頭するとまわりが見えなくなる。
- □ 長時間のドライブでも、途中休憩をあまりとらない。
- □ 疲れたら栄養ドリンクを飲む。
- □ 日中に眠気がある。
- □ 熱めの風呂に長湯するのが好きである。

（NHKオンデマンドより引用）

あなたは、いくつ当てはまりましたか？

梶本先生は、この7つの項目はすべて脳疲労を起こしやすい生活習慣だといっています。当てはまることがひとつでもあったら、脳疲労を起こしている可能性があるといいます。

該当する人は、日頃から意識してストレスケアをする必要がありますね。

「快」の刺激でストレスを忘れる

さて、頭がよくなるストレスケアの核心に迫りましょう。

なくすことも消すこともできないストレス、忘れようとすればマイナス刺激を思い出して逆効果になってしまう面倒なやつ。

いったいどうすればケアできるのでしょうか。

それは、プラスの刺激を自分に与えればよいのです。実は難しくないんですよ、これ。

ストレスは、五感で受けるマイナス刺激が、「負」の感情を生み出すことに原因がありましたね。ストレスケアをするためには、五感でプラスの刺激を受けるようにするのです。

プラスの刺激とは、「心地よい」「楽しい」「うれしい」「美味しい」といった感情が起こる「快」の刺激。要するに「心地よいこと」「楽しいこと」「うれしいこと」「美味しいこと」をすればいいわけです。マイナスの刺激は、自分の意思とは関係なく勝手に降りそそぐものですが、プラスの刺激には積極的に増やせるという特徴があります。

脳は、プラスの刺激によって、「負」の感情を忘れるのです。

意識して忘れることのできないストレスですが、「快」の感情が生まれると無意識のうちに忘れています。これは脳機能を維持するために、とても大事なケアなんですね。

あなたもやっているはずですよ。

趣味のことに時間を使ったり、マッサージしてもらったり、美味しいものを食べたりして、嫌なストレスを軽減させていますよね。この章の冒頭で質問した、「あなたのストレス解消法はなんですか?」という問いの答えです。

無意識のうちに「負」の感情を忘れさせること、これを、「ストレス解消」と呼んでいるわけですね。これを積極的にやりましょうということなのです。

辛いこと、悲しいこと、痛いこと、つまらないことなどがあったときに、それを忘れさせることが可能な、あなたなりのプラス刺激をいくつもっているかということが、頭をよくするストレスケアのカギです。

ところが、自分から「快」の感情を増やすのではなくて、あえて「負」の感情を増やすという、**とてももったいない生き方を**している人がいるんですね。

その代表的なものに**「完璧主義」**があります。

「こうしなければならない」「こうあるべき」「こういうことは許せない」と

いった思いが強い人は、自分を追い込んでしまうので、ストレスを溜めてしまいます。こういう完璧主義の人には、今まで仕事で成功した人や、責任ある立場で仕事をしてきた人が意外と多いのですが、その主な原因は幼児期にあるといわれます。

親や先生に褒められたい、悲しませたくないという優等生タイプが、そのまま大人になって、自分に厳しいことは正しいことだという意識から抜け出せない人。こういうタイプは、高齢になると「頑固ジジイ」「頑固ババア」になって、やがて認知症を発症する人も少なくありません。

40代くらいまでは、仕事で完璧主義を通してきた人でも、通常は年齢を重ねてくると「認めること」や「許せること」の許容範囲が広くなってくるものです。ところが、50代60代でも変わらないという人は、とても疲れる生き方をしていることに、自分で気づくことができないのです。

自覚症状がある人は、「こうしたほうがいい」「こうなったらうれしい」「こういう方法もあるのか」というように、考え方をすこしゆるくして、自分を許してやるといいでしょうね。

きっと、驚くほど楽になって、ストレスが減りますよ。

あなたは損な性格？ それとも得な性格？

あなたは、自分が損な性格だと思いますか？

それとも得な性格だと思いますか？

答えがあるような質問ではないと思われるでしょうけれども、実はこの質問には答えがあります。**「自分が損な性格だと思っている人は損」**をしていて、「得な性格だと思った方が得」なのです。

これは、なんの話かというと、余計なストレスを抱えない生き方の話。60代から頭のいい生き方をしたいと思うのだったら、すべてを自分にとって肯定的にとらえたほうがいいと思いますね。

ここ数年、高齢者の孤独を題材にした本が何冊も、ベストセラーになっています。私と同年代かすこし年下の人たちの多くが、「孤独」で寂しい生活を送っているからだと思われたら、それは間違いで、**孤独を楽しむ高齢者が増えているの**です。とくに、配偶者に先立たれたり、熟年離婚をしたりしてひとり暮らしをしている女性は、家族や周囲の人たちが心配をしても「自由気ままに暮らしたい」とひとり暮らしを続ける人が多くなっています。

ですから、高齢者の孤独を扱う本の多くは、孤独を楽しむためのノウハウや、孤独死でまわりに迷惑をかけない方法などを教える「孤独ガイド」のような本なんですね。

ひとり暮らしに問題があるとすれば、社会から孤立してしまうことです。地域や社会とのつながりを保っていれば、孤独は決して悪いものではないのです。いまはインターネットや携帯電話がありますから、一般的な生活をしていれば孤立してしまうことはあまりありませんよ。

ひとりになって寂しいと思うか、楽しいと思うかは、その人の人生ですから私が言及することではありません。しかし、寂しくて辛いという「負」の感情を背負って生きるか、自由気ままで楽しいという「快」の感情に包まれて生きるか――。どちらがストレスの多い生き方かは、一目瞭然ですよね。

60歳以降の人生を考えると、生活のスタイルがガラッと変わる人もすくなくありません。そんなときに、「どう考えるか」「どう受けとるか」で、脳機能に差が生まれます。

物事を悲観的にとらえるか、楽観的にとらえるかで、人生は変わります。頭をよくしたいのだったら、楽観的になったほうがいい。完璧主義とはまた違って「悲観的な性格」というものも、自ら余計なストレスを背負う生き方です。

悲観的な発想は、自分を守ることから発していることが多いので、それで楽になっている部分もあります。「試験に落ちたらどうしよう」という心配がある人は、「受かる確率は低いかも知れない」「オレの実力では難しいかも知れない」などと思うことによって、落ちたときのショックをやわらげようとしているわけです。これは、誰にでもある防御本能ですから心配いりません。

ストレスになるのは、「どうせ受かりっこない」「受けないほうがよかった」と自分を否定してしまう考え方です。「落ちたら落ちたでなんとかなるさ」「そのときは次の人生を考えればいい」と楽天的に考えられればいいのですが、悲観的な性格というものは染みついていて、なかなか変えるのが難しいものです。

「自分の悲観的な部分がよくないのはわかっていて、なんとかして楽天的に生きたい」という人は、全部認めてしまえばいいのです。悲観的な自分も完璧主義にこだわってしまう自分も、否定するのではなく認めてあげて、「疲れるのにお疲れさん」と労わってやればいいと思います。

なかなか自分を変えられないという人は、なんでも自分に都合よく考えてみたらどうでしょう。**自分のことも人のことも全部許してしまい、否定しない。**

これが、疲れない得な生き方の秘訣かも知れません。

適度なストレスは脳を活性化させる

あなたは何歳まで仕事をしていたいですか？

65歳で定年になったとして、70歳までか、それとも75歳まででしょうか。

私は死ぬまで仕事をしていたいと思っているのですが、調べてみると、いまの高齢者は同じように考えている人が多数派です。40代50代のうちは、仕事に疲れて「早くリタイアしたい」と思う人も多いようです。しかし、社会的に高齢者とされる65歳をすぎてくると、**できる限り仕事を続けたい**、と希望する人が多くなるのです。

もちろん、経済的な理由からそう考える人もいるでしょう。しかし、最大の理由は、いくつになっても、頭を使っていたいからなのです。「**生きがい**」をなくしたくないということも大きいですね。

定年を迎えてやることがなくなり、家にいても邪魔にされるし、散歩するのもあきるし、公園や図書館で時間をつぶす、といった生活を続けていると、マイナスの刺激は少なくなるでしょう。しかし、脳機能は確実に低下していきます。やがて、生きがいを失って、抜け殻のような生活を送るしかなくなるケースも珍しくありません。

とくに60歳以降は、ストレスとうまくつきあうことが、脳機能の維持と長寿につながります。

諸悪の根源のように思われているストレスですが、**「必要なストレス」「頭によい影響を与えるストレス」**というものもあるのです。仕事で、苦労しながら組み上げてきたプロジェクトが実を結んだとき、がんばって営業目標や開発目標などを達成したときのことを考えてみてください。

達成感や充実感でそれまでの苦労が報われて、幸福感で満たされますよね。プラスの刺激は、積極的に増やすことができるといいましたけれども、そうした達成感や充実感を味わおうと思っても、すぐにできるものではありません。それまでのマイナス刺激や「負」の感情があるからこそ、達成することによって幸福感という「快」に転ずるわけです。

ある程度年齢を重ねてくると、この充実感の大切さがわかるようになるんです。そして、そんなに難しいことをしなくても、この感情をもたらしてくれるのが、仕事なんです。だから多くの人が、生きている間は仕事を続けたいと思い、それが、「生きがい」になってくるのです。

「生きがい」を直訳する英語がないことから、近年は「ＩＫＩＧＡＩ」という英語が流行しています。

２０１６年にイギリスで出版された『Ikigai：The Japanese Secret to a Long and Happy Life』は、ヨーロッパ各国でベストセラーになりました。この本は、日本のＩＴ企業で10年以上働いてきたスペイン人エンジニアとスペイン人作家の共著で、日本人独自の幸福感や人生観を紹介した本です。日本では、脳科学者の茂木健一郎さんが世界に向けて英語で著した「ＩＫＩＧＡＩ」が、和訳されています。

茂木さんは、仕事で成功する、財を成す、出世するというように、人生でなにかを成し遂げる達成感と同じような価値をもって、毎日早起きして気もちのよい朝を迎えるとか、身の回りの物事に自分だけの小さなこだわりをもつといった、おカネ儲けや社会的地位とは無縁のところにある「終わりのない目標」が、日本人の「生きがい」になっているといっています。

私は、**日本人が長寿であることの理由のひとつに、この「生きがい」がある**と思うのです。あなたの中にも、ストレスとうまくつきあうＤＮＡがあるということです。

頭がよくなる習慣

7 没頭できる時間をもつ

「これをやっているときは、ほかのことをなにも考えていない」というくらい楽しいことや、好きなことがありますか？

もっとも簡単にできるストレス軽減法は、なにかに没頭することです。

「心地よいことをする」「楽しいことをする」「美味しいものを食べる」など、自分に「快」の刺激を与えてストレスを忘れさせる方法は、人それぞれいろいろあるでしょうが、重要なのは、そうしたことをして没頭することにあるのです。

趣味でも、仕事でも、単純な作業でもなんでもかまいません。どんなときでもこれさえあれば（やれば）、ほかのことは考えなくなるものをもちましょう。できるだけバリエーションをもったほうが有利ですから、趣味は多いほうがいいし、好きな食べ物も多いほうが、ストレスを減らせるということですね。

なんでも好きなことをすればよいのですけれども、おすすめの方法を2つ紹介しておきましょう。

●美味しい空想

私は、お酒が好きで、食べ物でも好きなものがたくさんあります。居酒屋に本をもち込んで、飲みながら資格試験の勉強をよくしたものです。これはこれで、楽しく勉強する方法としておすすめなのですが、昼間、勉強や仕事に疲れたら、「今夜はなにを飲んでなにを食べようか？」と考えるだけで、しばし没頭することができます。「空想にふける」ことは、いつでもどこでもできる簡単手軽なプラス刺激なのです。

●軽い運動

デスクワークで疲れたら席を立って歩き、ストレッチで筋肉を伸ばすといった気もちのよい運動は、マイナス刺激を忘れます。頭のよくなる運動については第5章で解説しましょう。

頭がよくなる習慣

8

ゆらぎと緑の香りでリラックス

「よし、交感神経を優位にしよう」とか、「疲れたから副交感神経を活性化しよう」などと、意識的に自律神経自体を調節することはできないといいましたね。

しかし、直接、神経にアクセスすることはできなくても、積極的に活動することで自律神経を優位にしたり、意識的にリラックスすることによって、副交感神経を優位にすることは可能です。

リラックスするために副交感神経を高めることはできなくても、副交感神経を活性化するためには、リラックスすればいいということですね。目的とするのは、脳機能を低下させないように、心拍や呼吸、血流、血糖などを安定させること。大事なのは、自分をリラックスモードに入れるテクニックです。

深呼吸と瞑想については、簡単にできて効果が上がる方法がありますので、後ほど紹介します。

ここでは、**緑の中へ行く習慣を**おすすめしましょう。

仕事の休憩時間には、コーヒーショップへ行くよりも、緑のある公園に行ってボーっとするようにします。また、休みの日には、山の中や森へ行って自然と同化して過ごすのです。

チラチラとそそぐ木漏れ日、小川のせせらぎ、小鳥のさえずり、そよ風に揺れる木の葉……、これらはみな自然が生み出す不規則なリズムをもっており、この「ゆらぎ」が副交感神経を活性化します。

さらに緑の香りには、青葉アルコールや青葉アルデヒドと呼ばれる成分があり、鎮静作用をもたらすことがわかっています。公園へ行ったら、切っても問題ない草をみつけて、プチッとちぎってクシャクシャと手でもみ、香りをかいでみましょう。外に出られないときは観葉植物の葉でも効果がありますが、くれぐれも、ちぎって問題を起こさないようにしてくださいね。

地方にお住まいなら、そうした緑の空間は身の回りにふんだんにあるでしょうが、都会、たとえば東京でも、少々気をつけていれば、大小とりまぜて、いろいろな緑の公園があります。私が住んでいた杉並区では蚕糸の森公園、中野区の新井薬師公園などでのどかに釣り糸を垂れている〝しあわせな人〟を見かけます。

● 休憩時間は、ゆらぎと緑があるところでリラックスする

頭がよくなる習慣
9

「それがどうした」と開きなおる

現実をすべて受け入れて、自分も他人も全部許すことができたら、ストレスは少なくなりますけれども、そこまで達観するのは難しいですよね。

そんなあなたにすすめるのは、開きなおる習慣を身につけること。やぶれかぶれでもいいので「それがどうした!」と開きなおってしまうのです。

仕事が思うようにいかなくてストレスを溜めてしまったり、人間関係に疲れてストレスを溜めてしまったりしたら、こう考えましょう。

「それがどうしたっていうんだ。過ぎてしまったことは変わらないのだから、反省など時間の無駄。美味しいものでも食べて、すこしでも自分をプラスに

もっていったほうが時間を無駄にしなくてすむ」

開きなおるのは、ある程度強い気もちがなければできないかも知れません。

それも難しそうだと思う人にすすめるのは、**「あきらめ」**です。逃げだろうがなんだろうが気にせず、辛いな、この人嫌だなあと感じたら「もういいや」とあきらめて、とにかくそこから離れてしまうのです。

困難を乗り越えようなどと考えずに、するりとかわすのが頭をよくする秘訣。

これは、ストレスの話と同じですよね。マイナス感情を消そうとか忘れようとするのではなくて、忘れられる手段を考えればいいということですね。

もうひとつ**「頭をよくするストレスケア」の習慣としておすすめなのが、笑顔**です。

この場合、心の底から幸福感がにじみ出ているような笑顔でなくても、いいんです。

口角を上げる作り笑顔でも、顔の筋肉の動きから脳は笑顔を察知して、脳機能を活性化する神経伝達物質のセロトニンを増やすことがわかっています。

笑顔は、周りにも幸福感をもたらしますから、人間関係のストレスも減ります。作り笑顔を意識して練習すると、普段の顔も自然にやわらかくなっていきますよ。

私の話で恐縮ですが、私はよく「笑顔がいい」といわれます。すこし親しくなると「あなたは、いつも笑っているけど、なにがおかしいの？」と、突っ込んでくる異性もいますが、これ、天性ではないんです。いまから何十年も前、フリーで文筆業をはじめたとき、亡妻に、こういわれました。「あなたが、理屈で世の中を見ているのはわかるけど、そんな怖い顔をしていたら、誰も仕事を頼んできませんよ」。

なるほど、それもそうだと思った私は、それ以来、極力笑顔で人と接することにしたのです。そして、それが習い性になって、いまでは誰かれなしに、ついい笑顔をつくってしまうのです。

妻が亡くなってからというもの、卓球に打ち込み、新しい人間関係がどんどん増えていますが、男性からも女性からも暖かく接してもらっているのも、この笑顔のせいだと、思っています。

笑顔といえば、最後に「笑顔で人生最大のプレゼント」を手にしてしまった、あの人のことで、章を締めましょう。その人は、若干20歳で、日本勢42年ぶりの海外メジャー大会制覇を果たしたプロゴルファー、渋野日向子さんです。彼女は、「スマイル・シンデレラ」といわれるほど、プレイ中も笑顔を絶やしません。高校時代までは、イライラや怒りを表情に出していたが、それがボギーにつながると知って、以来、どんなピンチにおちいっても、笑顔でいるよう心掛けたそうです。

努力して笑顔をつくる――。それが、どんなに大切なことか、彼女の活躍が教えてくれています。

●口角を上げる「顔ストレッチ」を習慣化する

すぐできる！

簡単ストレスケア

［副交感神経を活性化させる呼吸法］

1——口をとがらせて「フーッ」と8秒カウントしながら、お腹をへこませるようにして息を吐き切ります。

2——お腹に空気を入れるイメージで、4秒間かけて鼻から息を吸います。

3——4秒間息を止めたら1に戻り、気もちが落ち着くまで繰り返します。

肺の下にある横隔膜をもち上げるイメージで息を吐き切ることが大事。横隔膜の周りには自律神経が集中しているといわれます。

休憩時間に公園へ行ったときは、緑の中でやれば相乗効果があります。
安倍晋三首相が、国会で冷静になるために、ひそかにこの呼吸を取り入れているとか。

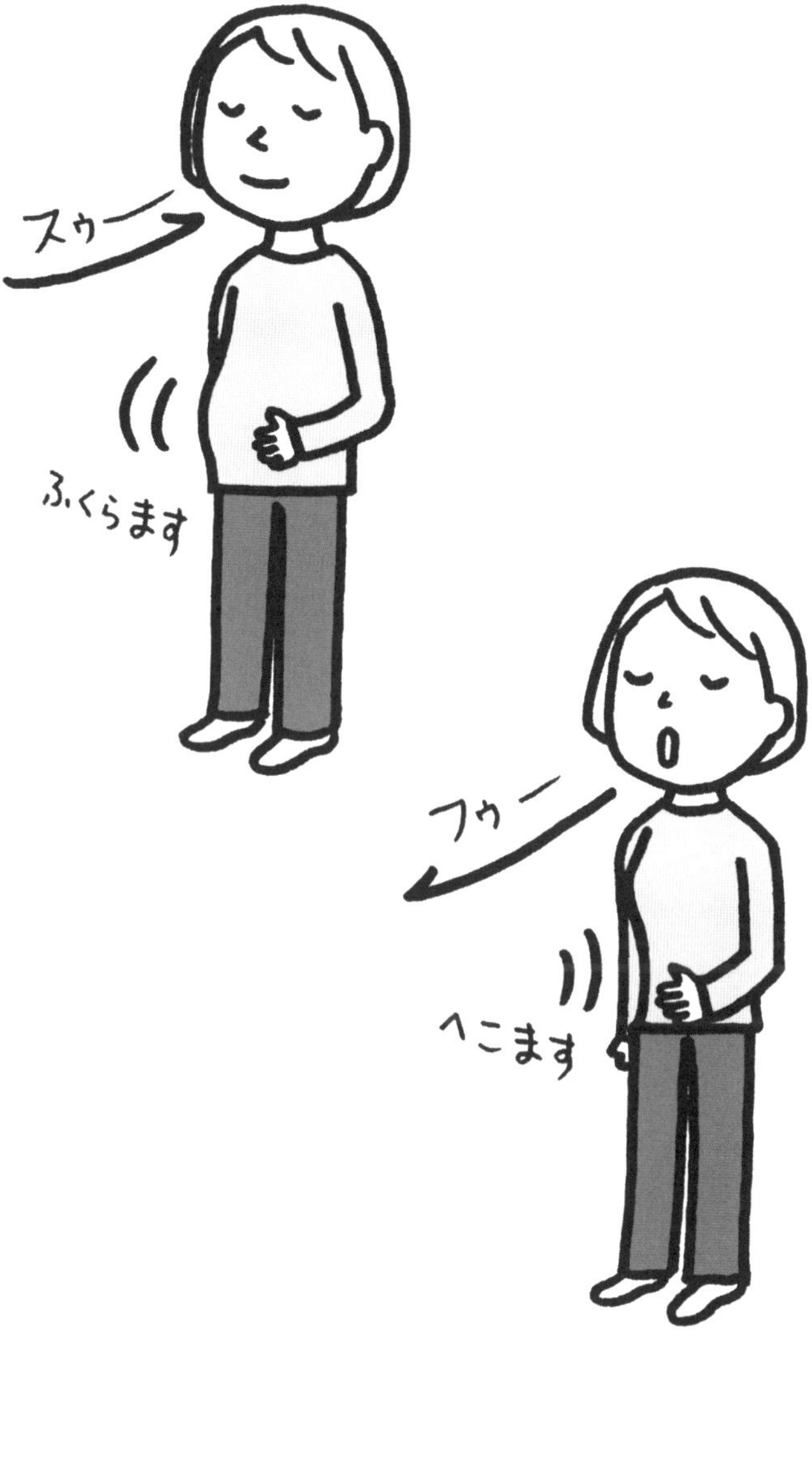
スゥー
ふくらます
フゥー
へこます

すぐできる！

簡単ストレスケア

[脳を整理する1分間プチ瞑想法]

1――イスに座って背筋を伸ばし、手は楽なところに置き、肩の力を抜いて目を閉じます。

2――前ページで解説した腹式呼吸を静かに鼻で行うイメージで呼吸に意識を集めます。

3――雑念を取り払おうなどと考えずに、ただ静かに呼吸を繰り返し、1分くらい経ったところで目を開けます。

瞑想といっても難しく考える必要はありません。
ゆっくり腹式呼吸をしながら、ボーッとするだけでもいいのです。

グーグルやアップルなどの企業が取り入れたことで知られる瞑想法「マインドフルネス」では、「いまここ」に集中して喜びを見出すことが目的とされますが、1分間、ただ目を閉じているだけでも副交感神経は活性化するといわれます。

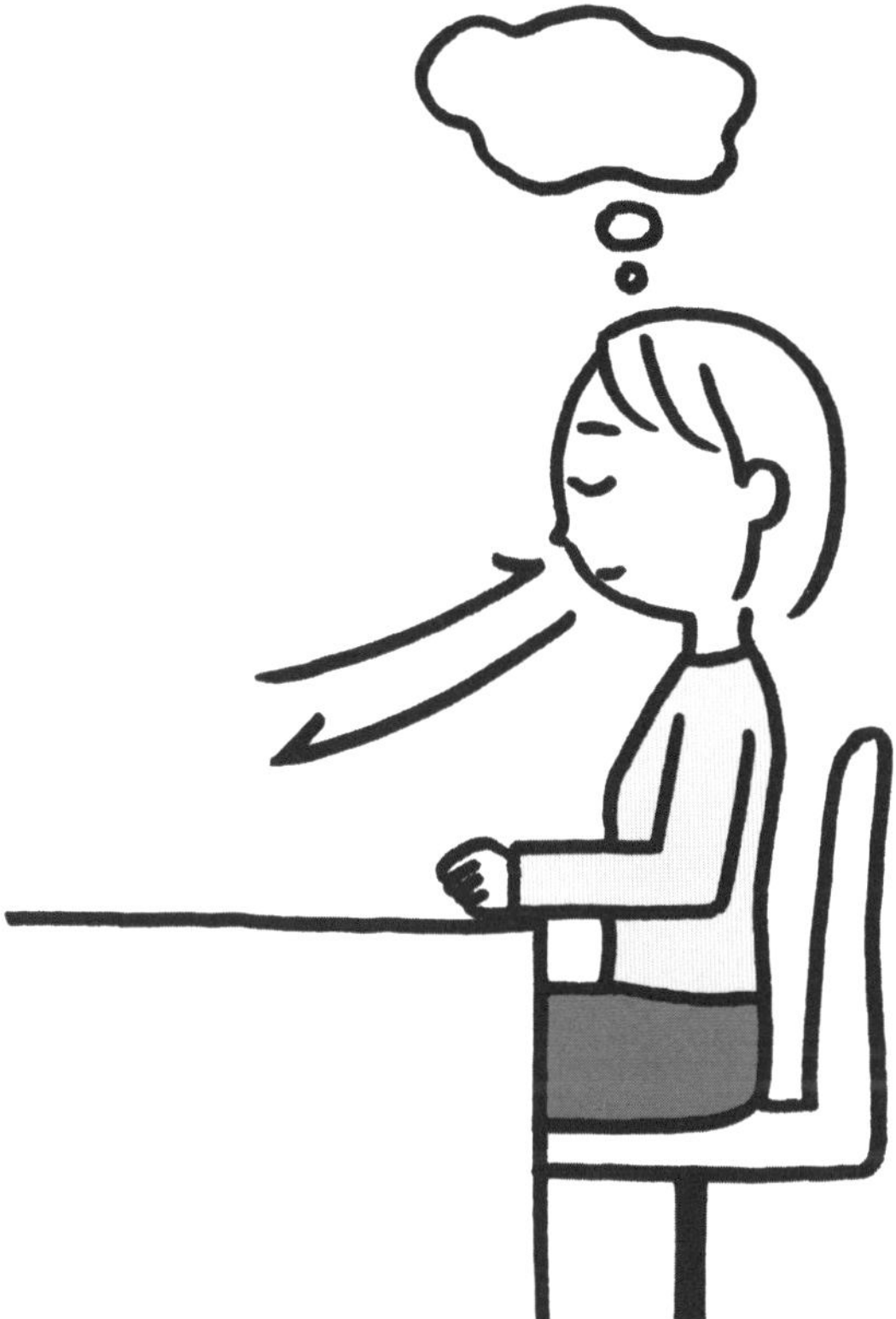

第3章

「こう眠る」と、頭はよくなる

頭がよくなる睡眠

あなたの体内時計は1日1回の修正が必要だった！

あなたは、自分の中にある体内時計を意識したことがありますか？

誰もが携帯電話をもち歩くようになってから、腕時計をする人は少なくなりましたね。いまのスマートフォンは、自動設定にしておけばモバイル回線を使って時刻を合わせ続けてくれますが、大部分の腕時計は、定期的に時刻を修正する必要があります。

実は、人間の体内時計も、修正しなければいけません。それも、1日1回という頻繁な修正が必要なのです。

2017年のノーベル生理学・医学賞を受賞したのは、アメリカの研究者3

人による体内時計の研究でした。人間の身体に備わっていて、１日のリズムをつくり出す体内時計の研究は、３００年近く前からはじまり、１９７０年代には、遺伝子が関与していることがわかっていました。３人の研究は、ＤＮＡの中にある「時計遺伝子」を特定して、その機能を解明したものです。

「時計遺伝子」によって生み出される体内時計は、「circadian rhythm（サーカディアンリズム）」と呼ばれてきました。「circadian」はラテン語の「circa（約、だいたい）」と「dies（日）」が合体した言葉で、「概日リズム」と訳されます。これでもわかるように、人間の体内時計は、正確に24時間サイクルになっていないのです。そう、「だいたい24時間」なのですね。

かつては、25時間程度といわれたこともありましたが、これは間違い。現在では、平均して24時間15分程度で、個人差があるということもわかっています。

この体内時計、けっこう簡単なことで狂うのです。とくに影響が大きいのが「光」「睡眠」「食事」の３つ。あなたも、海外旅行で日光に当たるタイミングや睡眠のとり方が変わって、時差ボケを起こしたり、夜遅くまでテレビを観ていて眠れなくなったり、スマホの使いすぎで体調を崩したりしたことがあるのではないでしょうか。

体内時計は、全身で60兆個ともいわれる全細胞のDNAにあります。ですから、単に眠る、目を覚ますといった睡眠にかかわるサイクルに関係するだけではありません。自律神経と連動して、生命維持のリズムや免疫機能に関与します。また、細胞の新生やDNAの修復などにかかわっていることも、わかりました。

24時間以上のサイクルをもっている体内時計ですから、修正しなければどんどんずれていきます。そうすると、いま述べた重要な機能に支障をきたすのです。もちろん、脳機能にも、大きな影響を与えます。

この体内時計の修正をもっとも的確に行う方法はあるでしょうか。もちろん、あります。実に簡単なことです。**長時間の睡眠をとった後に起きて、十分に太陽の光を浴びる**こと。これだけです。

体内時計に影響を及ぼす照度は、１０００ルクス以上、修正するには１５００～２５００ルクス以上が必要とされます。一般住宅の化粧台や調理台の最低照度は、３００ルクス、事務所の会議室が５００ルクス、工場のやや精密な作業で７５０ルクスです。これに対し、外で浴びる太陽光は、数十万ルクスもあります。室内で太陽光が当たる窓のそばに行くだけでも８０００ルクスは下りません。

朝陽を浴びて体内時計をリセットしましょう――こういわれるのは、この圧倒的な照度があるからです。長時間の睡眠から目覚めたときは、全身の細胞が朝だと認識しているので、そのタイミングで、強い光を浴びるのが効果的なのです。

なぜ、光が体内時計に影響を与えやすいのでしょうか。これは、全身の細胞にある体内時計を束ねている親時計が、脳の中心近く、視神経が交差するあたりにあるからです。目から入る明暗の情報に、同調しやすいのですね。

睡眠の質にかかわる セロトニンとメラトニン

○睡眠の質にかかわるセロトニンとメラトニン

体内時計を毎日24時間にリセットするためには、強い光を浴びる前の睡眠が欠かせません。

体内時計は、長時間寝てから起きると「朝」だと認識し、長い時間をおいて食べる食事は「朝食」と認識して、生活のリズムを同調させます。英語で朝食を「breakfast」といいますが、「fast」には、「絶食」とか「断食」という意味があり、「break」はご存じのように「破る」です。つまり、寝ている間の「絶食」を「やめる」のがbreak-fastというわけです。光や食事とともに、体内時計の正確なリセットに必要なのは、質のよい睡眠と規則正しい睡眠サイクルであり、そこには、体内で合成される２つの物質が大きくかかわっています。

神経細胞（ニューロン）と神経細胞の間にはすき間があって、シナプスと呼ばれます。シナプスには、神経伝達物質を送る軸索と、それを受ける樹状突起があり、いろいろな電気信号を伝えています。

神経伝達物質は、数十種類が特定されています。精神に影響を与えるものでは「ドーパミン」「ノルアドレナリン」「セロトニン」が三大神経伝達物質と呼ばれ、重要です。その中でもセロトニンは、睡眠と深い関係があります。

「快楽ホルモン」などとも呼ばれるドーパミンは、「快」の感情や意欲、喜びなどを感じさせる神経伝達物質で、なにかに集中したり没頭したりしているときに分泌が増えます。

次に、強いストレスを感じたときに、交感神経の伝達物質として放出されるノルアドレナリンは、このドーパミンから生成され、交感神経を活性化させて、興奮や恐怖感などをもたらします。

この2つ、ドーパミンやノルアドレナリンの作用を適度に抑えて感情をコントロールしているのが**セロトニン**です。**精神の安定に深く関与**しており、不足すると精神が不安定になって、脳機能が低下します。

睡眠と深く関係し、体内時計を安定させる働きのあるセロトニンは、ストレスの多い生活や睡眠不足が続くと不足してしまいます。その結果、睡眠障害やうつ病の原因となりますから、脳機能と健康な身体の維持には十分な分泌が欠かせません。

ところで、**うつ病やアルツハイマー型認知症は、脳のシナプスで、セロトニ**

ンが正常に働かないことが主な原因だったことがわかりました。神経細胞間の情報伝達がうまくいかなくなるのですから、記憶力が低下することは当然ですよね。

さて、セロトニンを原料として合成されるホルモンに、メラトニンという分泌液があります。脳の中心近く、体内時計の親時計に近い「松《しょう》果《か》体《たい》」という部位から分泌され、睡眠を誘発します。これは、朝の光を認識してから14～16時間後に分泌がはじまるよう体内時計にセットされています。

さらに、眼の網膜から光が入らなくなると、合成が盛んになるという特性があります。

ですから、寝る前にＬＥＤなどの強い光が目に入っていると、メラトニンの合成が進みません。また、メラトニンは、加齢とともに分泌量が減ってしまうので、高齢者はなかなか寝つけないということになるのです。

朝陽を浴びることで、メラトニンの合成は止まり、セロトニンの分泌がはじまります。規則正しいメリハリのある生活では、昼間にセロトニンをしっかり分泌させることで、夜になるとメラトニンが十分合成されて、質の良い睡眠をとることができるのです。

50代くらいからメラトニンの量が減って、なかなか寝つけなくなる人も多くなるので、起きている間にすこしでも多くのセロトニンをつくるようにしたいですね。セロトニンには、交感神経の興奮を抑えて、自律神経のバランスを整えるという重要な働きもあります。

頭によい深く眠る方法

あなたの睡眠時間は何時間？

日本人の平均睡眠時間は約７時間半といわれ、年齢別では10代で９時間前後、20～50歳は７時間前後、60歳以上は６時間前後という統計があります。

何時間寝れば健康的な睡眠になるのかということは、個人差がありますから一概にはいえません。ただ、**男女ともに７時間程度の睡眠をとっている人の死亡率が低く、高血圧を発症する割合も低い**、という報告があります。

この統計では、睡眠時間が４時間以下の人の死亡率が、男女ともに７時間程度寝ている人の約１・６倍にのぼります。いっぽう、10時間以上の睡眠時間をとっている人が、男性が１・73倍、女性が１・92倍となっています。これからみると、睡眠時間が長いほどよい、というわけではないのですね。睡眠時間は、短くなっても、長くなっても、健康にはよくないことがわかります。

時間から考えると、一般的には、やはり７時間半の睡眠が身体にはよさそうです。

しかし、睡眠の質とは、時間だけの問題ではありません。**いかに深い睡眠が**

とれているか、という点が大事なのです。たとえ、7時間半の睡眠をとっていても、何回も目を覚ましていたのでは、すっきり目覚めることはできません。

「レム睡眠」「ノンレム睡眠」という言葉を聞いたことがありますか？　睡眠を語るとき、この2つの質の違う睡眠のことは、ぜひふれなければなりません。

これは、睡眠の状態を示す言葉で、「ＲＥＭ（レム）」とは、眼球が急速に動いてる状態、「Ｎｏｎ－ＲＥＭ（ノンレム）」とは眼球が動いていない状態を意味しています。

と、こうはいっても、「レム睡眠？　ノンレム睡眠？　あれ、どっちだったかな」と2つの違いを混同してしまうことがよくあります。

頭のよい人は、こんな場合、語源にさかのぼって記憶します。私のすすめる語源記憶法です

まず「ＲＥＭ」の語源をさぐってみましょう。すると、これがRapid Eye Movementだとわかります。「Rapid＝速い」ですね。駅の掲示板に快速を

7時間半で起きる人の睡眠リズム

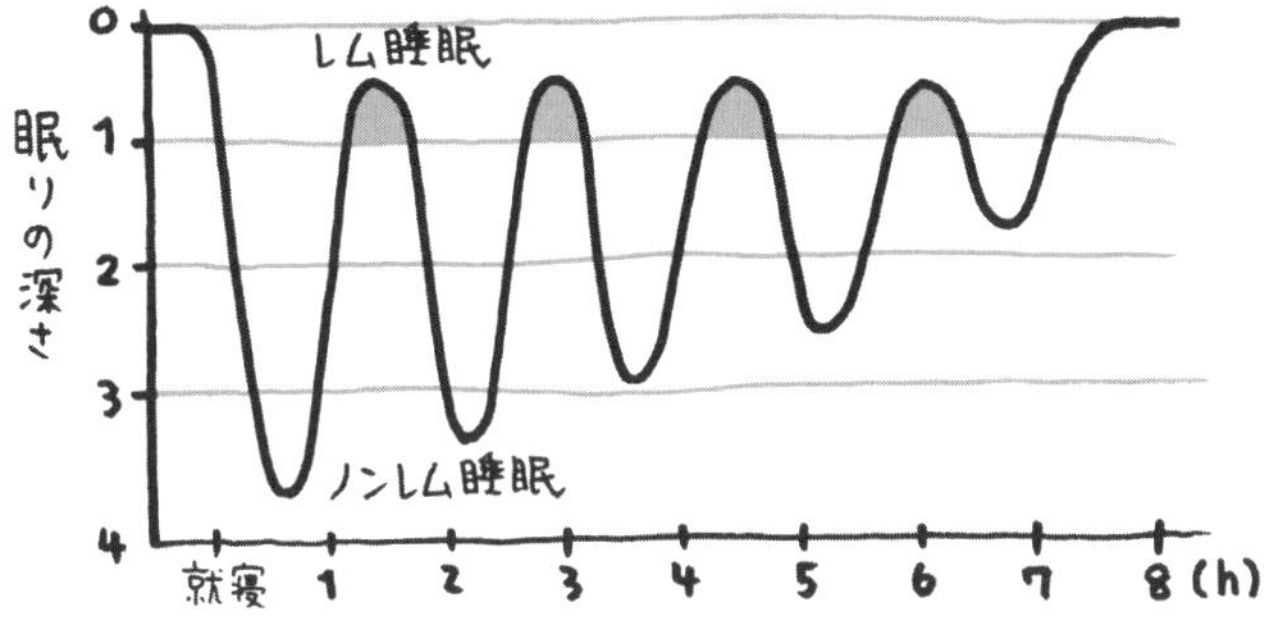

脳も身体も休んでいるノンレム睡眠はだんだん浅くなり、
脳だけが起きているレム睡眠はだんだん長くなります。
夢をみるのも目が覚めやすいのも、レム睡眠のとき。
質のよい睡眠をとると、目覚めたときにスッキリしています。

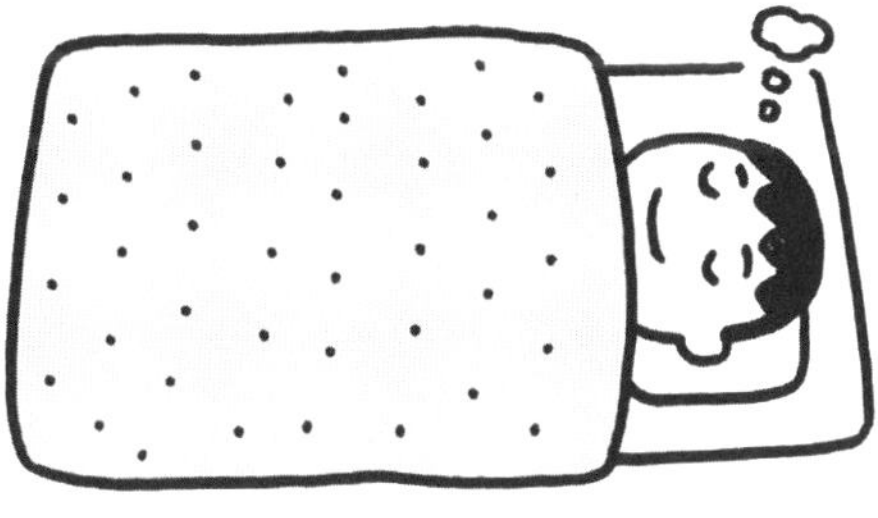

こう表現しているのを見かけたことがあるでしょう。「Eye」は、眼ですね。「Movement」は運動。つまりREM睡眠とは、「眼が素早く動いている睡眠」のことだとわかります。そしてNon＝そうでない睡眠、つまり眼が動かない睡眠だとわかります。

ところで、これ、覚えにくい意味記憶を覚えやすいエピソード記憶に転換していることでもあるのです。レム睡眠は、目をつぶって眠りながら、皮膚の下で眼がアチコチにキョロキョロと動いている図（エピソード記憶）にすれば、一発で覚えることができるというものです。

レム睡眠とノンレム睡眠はセットになっていて、個人差はありますが、だいたい**ワンセット約90分間**の周期で繰り返されています。ですから、4セットだと6時間、5セットだと7時間半の睡眠時間になりますね。

閉じたまぶたの中で眼球がグリグリ動いているレム睡眠では、身体が休息状態にあっても脳は起きていて、鮮明な夢をみるのはだいたいこのときだと考えられています。1回目のレム睡眠は、数十秒から2〜3分間であることが多く、サイクルを繰り返すたびに長くなっていきます。

ノンレム睡眠では、副交感神経がさらに高まって心拍数が少なくなり、エネルギーは消化吸収へと回されます。そして、1回目がもっとも深い眠りで、繰り返すうちに浅くなっていきます。

ノンレム睡眠中に起きてしまうと、脳がすぐには対応できないので、頭がボーッとしていることがありますよね。スッキリ目覚めたら、それはレム睡眠時に起きた、ということなのです。

睡眠の質を高めるためには、1回目や2回目の深いノンレム睡眠で目を覚まさず、しっかりと脳を休め、**脳が活動しているレム睡眠のときに目を覚ますのが大事なポイント**。この睡眠リズムを乱さないように、眠りを妨げる要素は減らしたいものです。

記憶の定着は寝ている間に行われる

「覚える」「忘れないようにする」「引き出す」という記憶の3つのプロセスのうち、睡眠中には、記憶を忘れないように定着させる作業が脳内で行われています。睡眠中は、新たな外的刺激がインプットされないため、記憶が定着されやすい状態なのです。

寝ている間にも、音がしたり温度を感じたりと外的な刺激はあるのですが、インプットされることを脳がブロックしているといいます。

長い間、記憶の定着は、脳を休めているノンレム睡眠のときに行われていると考えられてきました。脳の話を思い出してもらいたいのですが、ノンレム睡眠時は非常にゆっくりとした脳波が出ることがわかっており、これが、長期記憶の貯蔵庫である大脳皮質で、シナプスの最適化を行うのに適しているのです。

大脳皮質のシナプスの最適化とは、起きている間に増えた情報ネットワークの整理をして、記憶を定着しやすくすることです。同時に、脳の老廃物を処理する作業も進められます。

ところが、ここ2〜3年の研究で、脳が起きている状態のレム睡眠中に、ノンレム睡眠時よりも少し速い脳波が出て、海馬や扁桃体を刺激していることがわかりました。これも、記憶の定着に重要な役割を果たしているのではないかと、考えられています。

さらに、ノンレム睡眠時のゆっくりとした脳波は、その直前のレム睡眠によってもたらされている、とも考えられています。海馬は、短期記憶の貯蔵庫ですし、扁桃体は、長期記憶として残すかどうか判断しています。ですから、レム睡眠中に脳を覚醒させて、短期記憶の整理をしているともいえるようです。

レム睡眠とノンレム睡眠という睡眠のシステムは、発達した大脳を持つ哺乳類や鳥類にも見られます。渡り鳥が飛び続けられるのは、このおかげだともいわれています。いままで、脳を半分ずつ眠らせる「半球睡眠」というシステムがあるおかげで、渡り鳥が飛び続けたり、イルカが水中で眠ったりできるものと考えられてきました。

しかし、ここ数年の研究によって、最長で10日間も飛び続ける渡り鳥には、夜間に、半球だけではなくて、脳全体を休ませているノンレム睡眠の状態があるとわかったのです。

やはり、進化の過程で生まれた「レム睡眠」「ノンレム睡眠」という2つのシステムは、深い相関関係で成り立っているのですね。

一説には、脳が休憩しているノンレム睡眠時には、手続き記憶の定着が行われ、脳が覚醒しているレム睡眠時には、情動が大きく関与するエピソード記憶の定着が行われるともいわれています。

このように年々進歩している睡眠と脳の研究では、いまだ解明されていない部分も多いのです。しかし、睡眠をとることによって、脳を覚醒させたり、休ませたりしながら、記憶の整理と定着を行っていることは、間違いありません。

ですから、頭をよくするためには、質のよい睡眠が不可欠なのです。試験の前日に徹夜で記憶に励むよりも、睡眠をとったほうがいいといわれるのは、この無意識で行われる定着の効果が大きいからなんです。

短期記憶を長期記憶として定着させる3原則のひとつが「反復」でした。この**反復も、睡眠をはさんでやったほうがいい**わけです。だから、翌日に行う1回目の反復が、とても大きな効果を発揮するのです。

質のよい眠りが脳内掃除をする

脳を休ませているノンレム睡眠時には、脳内の老廃物を処理しているといいました。この脳内清掃も、脳機能の維持に大きなかかわりをもっています。**ノンレム睡眠時に**発生するとてもゆっくりとした脳波と、ゆっくりと低下した心肺活動が、**老廃物の排出**にちょうどよい状態をつくっていることが、近年の脳科学研究で発表されています。

体内の老廃物を排出するシステムであるリンパ管は、手足の末端からだんだんと集まって、鎖骨の下あたりで静脈に合流しています。しかし、脳内には、リンパ管はありません。

ですから、脳内の神経細胞で発生する老廃物がどのようにして排出されるのかは、長い間の謎でした。ところが、この近年の、脳の老廃物研究では、驚くべきことがわかったのです。

脳内には、神経細胞とそれ以外の細胞がありますが、睡眠時には、神経細胞以外の細胞が縮んでいることがわかったのです。神経細胞以外の細胞が縮むことで、血管の外側にすき間をつくり、そこに脳脊髄液と呼ばれる透明の液体が流れます。これが、リンパ液となって老廃物を回収し、静脈へと送り出していたのです。

こうして排出される脳の老廃物とは、脳でエネルギーが消費されたときに発生する物質です。もっとも問題視されているのは、「アミロイドβ（ベータ）」というタンパク質。この**アミロイドβが脳に蓄積すると、アルツハイマー型認知症を発症**させる原因になるのです。

睡眠時間全体のうちで実際に眠っている時間の割合を「睡眠効率」という値で表します。中高年を対象として、アミロイドβが蓄積している人を調べた調査があります。それによると、睡眠効率が89%以上のグループでは、アミロイドβの蓄積が10%しかなかったのに対し、75%未満のグループでは、これが40%以上にも達していたといいます。

つまり、**睡眠の質がよいほど、アミロイドβの蓄積が少ない**わけですね。アミロイドβの蓄積は、50歳くらいからはじまって、70歳くらいで認知症を発症するケースが多いようです。若いうちから質のよい睡眠をとることが、高齢になっても、脳機能を維持する秘訣だといえます。

あなたは、脳の老廃物なんて意識したことはないですよね?

脳の老廃物は、人間が排出するいろいろな老廃物のうちで、もっとも意識しづらいものかも知れません。でも、それが脳機能を低下させ、認知症まで誘発するとしたら、とても怖いことだと思いませんか。

質のよい睡眠と、その最中に無意識で行っている脳内の清掃作業が、いかに重要なことかわかりますよね。

頭がよくなる習慣 10

寝る前3時間の効果的な過ごし方

質のよい睡眠をとるためには、朝陽を浴びることからはじまって、セロトニンを増やす昼間の過ごし方が重要です。そのいっぽうで、夜の過ごし方ひとつで、ずいぶんと質を高めることも可能です。習慣化したい要素をいくつかあげていきましょう。

●3時間前からは重い物を食べない

11時に寝る人だったら、遅くても8時前に夕食を済ませて、その後はなにも食べないようにしたほうが、睡眠の質はよくなります。食事をして上がった血糖値がインスリンによって下がり、通常時の状態に戻るまでにかかる時間が2

〜3時間。この状態で、眠りにつくのがいいわけです。

夕食が遅くなったり、夜食を食べるようなときは、カロリーを抑えるようにします。入浴も3時間前には済ませておきましょう。

●2時間前からはLEDを避けて間接照明で

消費電力が少なくて済むことから、省エネアイテムとして普及しているLED照明ですが、昔からあるタングステンの電球に比べると、とても強い光です。これが目に入ると、脳を覚醒させる働きがありますから注意が必要です。

夜間の照明はLEDを避けて電球にし、2時間前からは間接照明にしたいものです。同じLEDでも白色ではなくて、電球色のものを選び、明るさの調節をして刺激を減らすのも効果的ですね。

●1時間前からはテレビやパソコンを見ない

テレビやパソコンモニターは、LEDのバックライトを使っているものがほとんどです。仕事や勉強の都合で使う人でも、就寝1時間前には終わらせましょう。もちろんスマホの画面も同じで、脳を覚醒させる効果があります。

●30分前には気もちを落ち着けて副交感神経を高める

30分前には部屋を暗めにして気もちを落ち着け、深呼吸やプチ瞑想などをして自律神経を睡眠準備態勢に誘導します。

頭がよくなる習慣

11

朝の1時間は発想のゴールデンタイム

朝、寝床でウダウダしている時間は、気もちいいと思いませんか？

本当はサッと起きたほうがいいのに、少しなまけているような罪悪感がまたいいのかも知れませんね。

私は、目を覚ましたらすぐに起き上がろうとせずに、**すこし寝床でウダウダしながら手足や首などを動かして、「起きる準備態勢」をつくってから起きる**

ことをすすめます。50歳を過ぎたら、何をするにしてもウォーミングアップをして、身体にも頭にもやさしい生活を送ったほうがいいですね。

私はこれまでに何冊かの本で、朝の勉強をすすめてきましたが、今回は記憶のプロセスを踏まえて「頭をよくする朝の使い方」を紹介しましょう。

記憶の定着は寝ている間に行われますから、**情報のインプットは、寝る前にやると効果的**です。記憶の3つのプロセスでいうと、寝ている間に「忘れないようにする」定着が行われます。ですから、「覚える」作業は、できるだけ眠る寸前にやれば、短期記憶が新鮮な状態で、脳は次の作業に入ることができるわけです。

朝起きたときには、脳が「忘れないようにする」作業を終えた状態になっています。ここでなにをすればよいかといえば、3番目のプロセスである「思い出すこと」なのです。これで記憶する3つのプロセスが完成します。

眠っている間に忘れないよう保持された記憶から、検索して必要な情報を引き出す作業です。朝は新たな情報をインプットしても、眠るまでに時間があるので、あまり効果的とはいえません。

頭の中にある情報を組み合わせたりつないだりして考えること。企画の発案やアイデア出し、反復学習などに向いているのです。

●仕事をはじめるまでの1時間は、「思い出す」作業で脳を活性化させる

頭がよくなる習慣

12

カフェインとプチ昼寝でセロトニンを増やす

昼間にセロトニンを増やす方法は、リラックスして副交感神経を高めると効果的です。ここまでに具体的な方法として、朝陽を浴びる、深呼吸、ゆらぎや緑の香り、笑顔などを紹介してきました。この章の最後に、簡単にセロトニンを増やせる習慣を、さらにいくつか紹介しておきましょう。

●スキンシップ

好感をもてる人と触れ合うことは、安心感や愛情を感じさせるのでセロトニンを増やすことができます。でも、あまり緊張するような関係ではドキドキして、セロトニンよりもドーパミンを増やすことになるかも知れませんね。

●フワフワしたものに触る

犬や猫などのペットと触れ合うことは、「アニマルセラピー」と呼ばれて、ストレス性疾患の治療にも利用されています。とはいっても、ペットと暮らせない環境にいる人もいますよね。その場合は、ぬいぐるみやフワフワした気持ちのよい物体を触るだけでも、セロトニンを増やすことができます。

●ガムを噛む

ものを噛むというリズム運動は、脳の活性化に、とてもよい効果があります。キシリトール入りのガムを常備しておいて、日頃からガムを習慣化するのもいいですね。大事なことは左右均等に噛むこと。偏りは、顔の歪みの原因になります。

●マッサージやエステ

気もちのよいマッサージやエステが、心身をリラックスさせてセロトニンを増やすことは容易に想像がつきますね。

●プチ昼寝

昼休みの締めは、コーヒーを飲んでから20分間のプチ昼寝が効果的。カフェインの効果は、すぐには表れず、20分くらい後に効いてくるので、自然に覚醒できます。プチ瞑想と組み合わせても、いいでしょう。30分以上寝てしまうと、夜の睡眠に差し支えますので、おすすめできません。

すぐできる！

睡眠改善

［活動モードに切り替える朝カフェ利用法］

通勤途中や仕事をはじめる前に、コーヒーショップを活用して、脳を覚醒させます。

1――外光が当たるオープンカフェがベスト。

2――できるだけ明るめなコーヒーショップで、窓際の席に座ります。

3――コンビニのイートインスペース。これも外光がさす窓際にあればなおよし。

朝陽を浴びることができない人におすすめの睡眠改善法です。朝の発想タイムとしても効果的。
15分間、コーヒーを飲みながら光を浴びて、セロトニンの分泌を開始させましょう。
外光に当たることができなければ、このときばかりはLED照明を利用します。コンビニの照度は1500ルクス程度あるので、目覚めには効果があります。

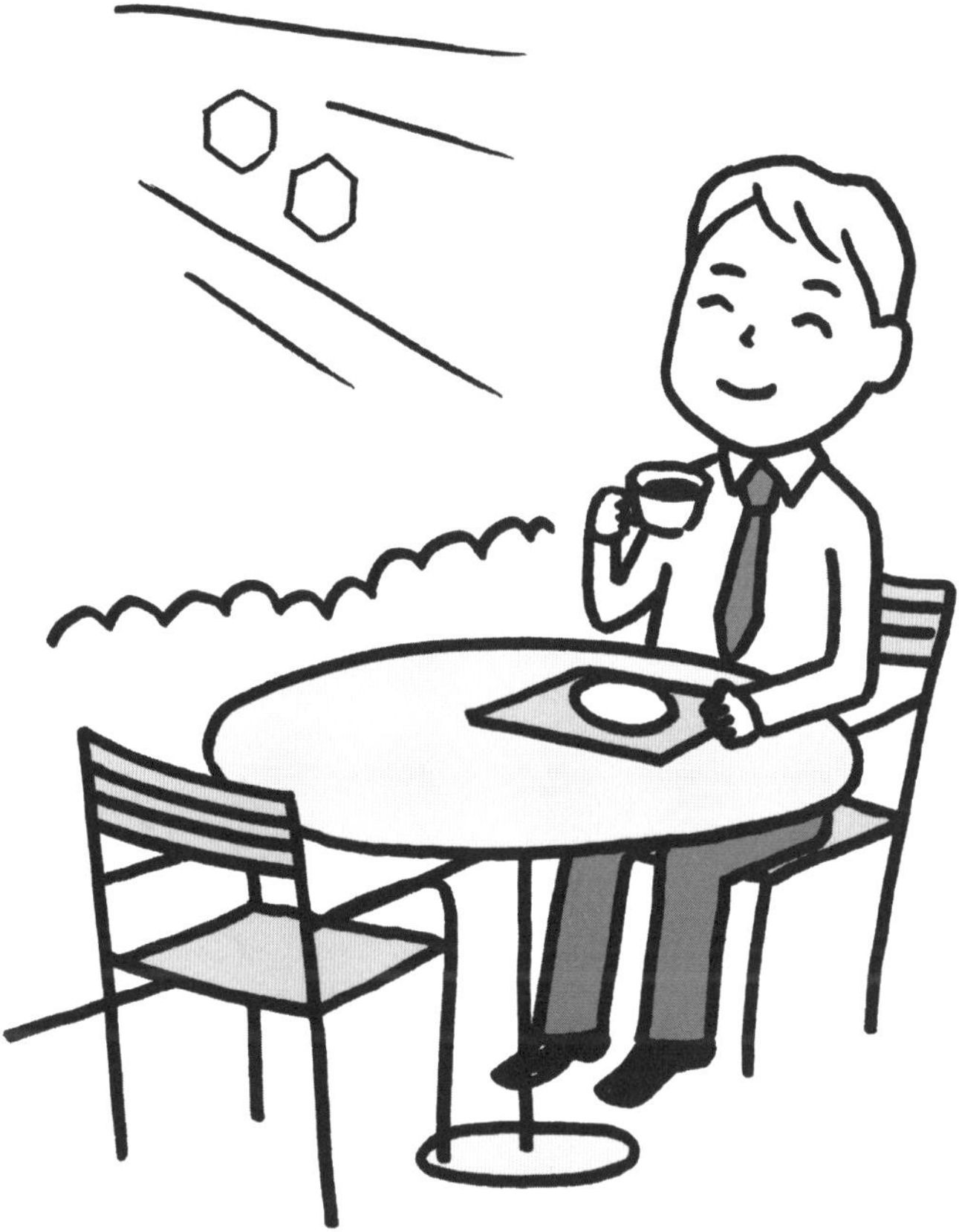

すぐできる!

睡眠改善

[眠れないときの1日回想法]

ベッドや布団に入ってもなかなか眠れない時は、1日のことをゆっくりと回想してみましょう。

1――その日、朝起きてから、まず自分は何を考えたのか思い出してみます。

2――朝から寝るまでの自分をゆっくりと振り返ります。

3――反省はせずに感謝します。嫌なことを思い出す必要はありません。

今日という1日を生き抜いた自分を淡々と振り返り、自分を生かしてくれた環境や周りの人たちに感謝します。

反省などしてもストレスを溜めるだけ。
感謝の気持ちに包まれ、暖かい気持ちになって眠りにつきましょう。

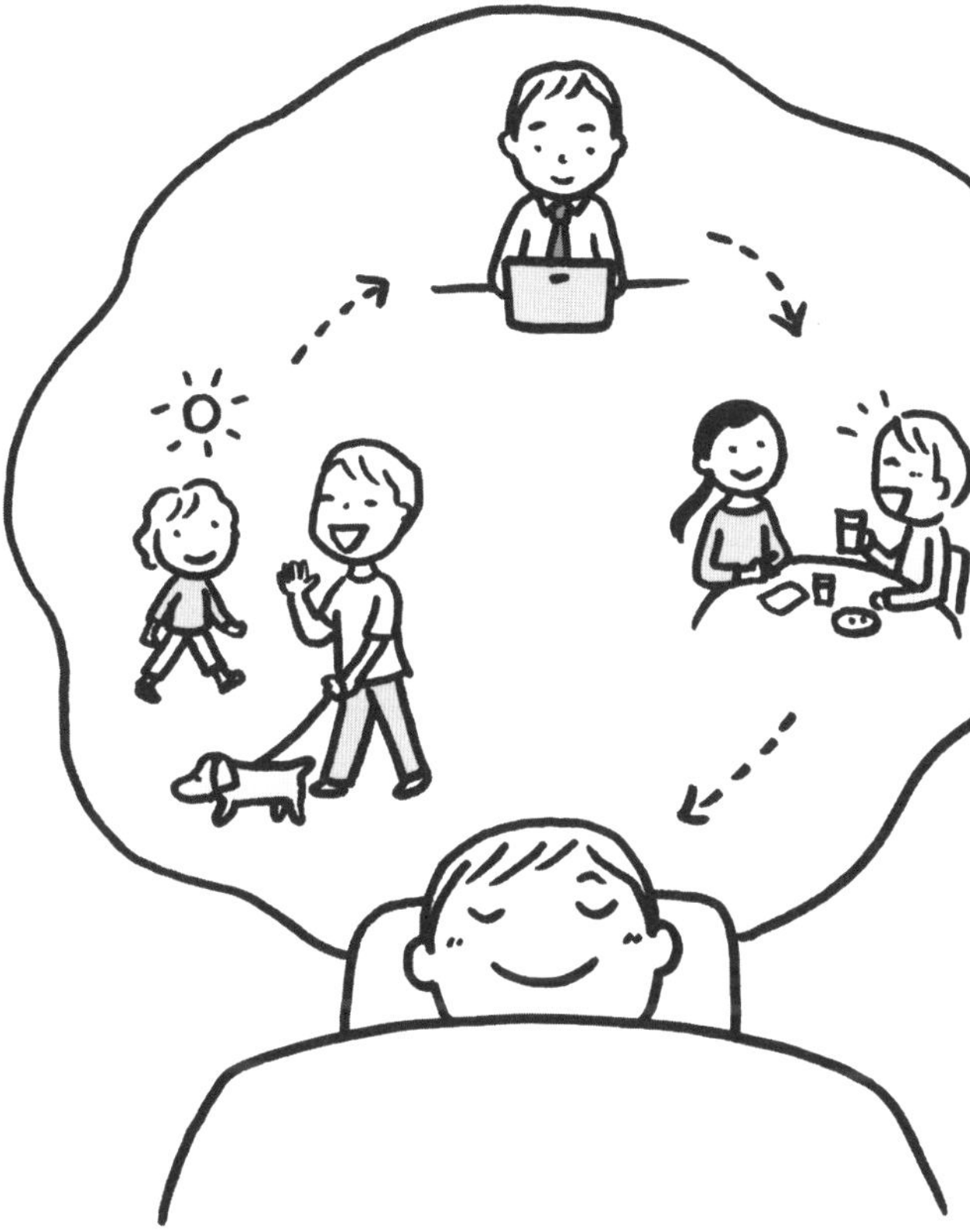

第4章

「これを食べる」と、頭はよくなる！

頭がよくなる食生活

脳のエネルギー源は糖質だけではなかった！

「朝食は糖質をしっかりとらないと、午前中に脳が働きません」
「脳でエネルギー源になるのは唯一ブドウ糖だけですから、ご飯やパンなどの糖質が不足すると脳が活性化しません」

こうしたことが、長い間信じられてきましたよね。

実は、私の本でもこういうことを書いたことがあります。栄養学でも脳科学でも、これが常識とされていたのです。ところがいま、「頭をよくする栄養」の認識は大きく変わりつつあります。

まずは、ある意味で復習になるかもしれませんが、「三大栄養素の代謝」を簡単にみてみましょう。

「糖質」「脂質」「タンパク質」を、三大栄養素と呼ぶことは知っていますよね。「栄養」とは、生きるために必要な物質を外から取り入れて、「エネルギーをつくる」「体内で必要な物質をつくる」「体の調節機能を整える」という3つのことに役立てることとです。

エネルギーは糖質がにない、**体内で必要な物質になるのはタンパク質**です。皮膚・内臓・筋肉・血管・神経・毛・爪など、あらゆる細胞が、タンパク質でできています。脂質は、細胞膜を形成するほか、ときに身体を動かすエネルギーになり、また体温を保つ役割もあります。

さて、三大栄養素をもう少し詳しくみていきましょう。

まず糖質です。これは、体内に入ると、主に小腸で吸収されてブドウ糖となり、肝臓に運ばれてグリコーゲンという糖に合成されて貯蔵されます。一部は筋肉でも、グリコーゲンとして貯蔵されます。その貯蔵量は、肝臓で500キロカロリー、全身の筋肉に2000キロカロリー程度です。

肝臓に貯えられたグリコーゲンは、血液中に放出されて血糖（血液中のブドウ糖）の調整に使われます。つまり、血糖量が少ないときはブドウ糖に戻されます。また、瞬発力が必要とされるようなときの非常用エネルギーとしての役割もはたします。糖質には、燃えやすいエネルギーであるという特徴があり、急な運動には適しているのです。しかし、貯蔵量が少ないので、短時間しか使うことができません。

さて、脳は、全身で消費するエネルギーの約20％を使うといわれているのですが、唯一このエネルギー源になっているのは、血液中のブドウ糖だと思われてきました。

ところが、貯蔵されている糖質を使い果たして足りなくなると、筋肉で発生した乳酸やアミノ酸が、肝臓でブドウ糖に合成される「糖新生」というシステムがあることがわかったのです。そのうえ、それでも足りなくなると、中性脂肪が肝臓で分解されて「ケトン体」という物質がつくられ、このケトン体が、脳や筋肉のエネルギーになることもわかりました。

この結果、いまや、栄養学や医学、脳科学などにおいて「人体にとって糖質の摂取は必須ではない」と説く人もかなり多くなりました。

これは、**「頭をよくする食事」に糖質が必須でない**ということも意味しています。

脳を活性化させる　タンパク質と脂質

それでは、脳を活性化するために必要とされる栄養素は、なんでしょう。ここで、脂質とタンパク質が登場します。

全身のメインエネルギーとして使われる脂質は、重要なエネルギー源ですから、小腸で吸収されると、肝臓を経由しないで全身の細胞に運ばれ、余ったものが中性脂肪となります。

脂肪はなかなか火がつかず、燃え出すまでに時間がかかりますが、一旦燃えはじめれば1グラムあたり9キロカロリーという高い効率を発揮します。しかも、貯蔵量が豊富ですから、これほど安定したエネルギー源はありません。

ちなみに、脂質の貯蔵量は、約14万キロカロリーです。前に紹介した糖質の貯蔵量と比べてみてください。糖質の場合は、肝臓に500キロカロリー、全身の筋肉に2000キロカロリーでした。脂質の貯蔵量は、糖質の50倍以上にもなります。

脂肪がエネルギーとして使われるときには、酸素を必要とし、活性酸素を発生させるというマイナス面もあります。糖質がエネルギーとして使われるときには、酸素を必要とせず、乳酸という物質を発生させますが……。

さらに脂質には、細胞膜の材料になるという重要な役割もあります。そして、脂肪が食物繊維によって体外へ排出されるのに対し、糖質は排出されません。

残ったタンパク質をみてみましょう。タンパク質は、摂取すると、最終的に小腸でアミノ酸に分解されます。タンパク質が分解されたアミノ酸は、血液で全身に運ばれて、各部位で必要とされるタンパク質に再合成されます。

余談ですが、女性には馴染みの深い、肌の弾力やハリを保っている「コラーゲン」も、タンパク質の繊維です。プルプルしたような食べ物で補給しますよね。

しかし、摂取したタンパク質は、例外なく体内でアミノ酸に分解されますから、いくらコラーゲンを食べても、肌のコラーゲンとして定着することはありません。コラーゲンの材料にはなるので効果はゼロではありませんが、「これを食べたら、明日はお肌プルプル」などというのは、ウソなんです。

話を戻します。人体に存在するタンパク質は、10万種類ともいわれます。全身を構成している細胞の材料になったり、身体機能を調整するホルモンや酵素といった、大切な物質の材料になったりします。このように、重要な役割があるので、エネルギーとして使われるのは、体内でほかのエネルギー源が不足したときだけです。

（唯一、小腸壁では、タンパク質が分解されたアミノ酸のひとつであるグルタミンが、エネルギーとして使われています。）

細胞の材料になるタンパク質は、全身を構成する骨、筋肉、皮膚、髪、爪、内臓などの組織になります。そのうえ、ホルモンや酵素だけでなく、**脳の神経伝達物質の材料**にもなります。不足すれば、全身の組織や脳に重大な問題を引き起こすことは明らかです。

１０００億個以上もある脳細胞のひとつをつくるにしても、その材料となるタンパク質と脂質は必須です。頭をよくする食生活には、この２つの要素が不可欠であることがわかりますよね。

ここで、**ホルモンと酵素**についても簡単に説明しておきます。

ホルモンは、特定の器官でつくられて分泌され、別な特定の部位に働いて身体機能に作用する物質です。別の名で内分泌液とも呼ばれます。なぜ、内分泌液というかというと、消化液や汗などの外分泌液のように、導管を通じて放出されたり、吸収されたりしないで、直接に血管の中の血液中に放出され、効果を発揮する器官(標的器官)まで運ばれるからです。

これまでに解説してきたインスリン、コルチゾール、メラトニンなどは、それぞれ特定の部位で特定の働きをします。

ホルモンはほとんどがタンパク質で、その中にはノルアドレナリンのように、神経伝達物質としても、ホルモンとしても、働くものがあります。

酵素とは、細胞内でつくられて、それ自体は変化しないで、三大栄養素の代

謝を助けるタンパク質です。

神経伝達物質になるアミノ酸

ところで、あなたは、「タンパク質」という言葉で、なにを思い浮かべますか？

動物性タンパク質としては、肉や魚や卵、植物性タンパク質としては、大豆や野菜といったところでしょうか。

それでは「アミノ酸」はどうですか？

テレビのＣＭなどでは耳にしていても、普通はあまり馴染みがないですよね。タンパク質が人間にとってどれだけ重要な栄養素かということは、ここまでの解説で理解できたと思いますが、そのタンパク質を構成している最小単位がアミノ酸なのです。

ここで、「頭がよくなるアミノ酸」についても理解をしておきましょう。

38億年もの昔、地球上で生命が誕生したのは、海中でアミノ酸が発生したことが最大の要因だったといいます。それ以来、地球では様々なアミノ酸が発生し、現在、自然界には約500種類のアミノ酸が発見されています。

「えっ、たったそれだけ？」

そう思った人もいるでしょう。なんといっても、人間の体内に存在するタンパク質は、10万種類にも及ぶのですから。

もっと、驚きの事実があります。

体内に存在する**10万種類ものタンパク質を構成しているアミノ酸は、わずか20種類だけ**なのです。その20種類のアミノ酸が、数個から50個以内の数でつながったものを「ペプチド」、50個以上のものを「タンパク質」と呼びます。タンパク質には、数百万のアミノ酸がつながったものも存在します。

タンパク質を構成するアミノ酸は、**外部からの摂取が必須である「必須アミノ酸」9種類**と、体内でもつくられるので、食べ物からの摂取が必須ではない「非必須アミノ酸」11種類から成り立っています。

必須アミノ酸は、「ロイシン」「バリン」「フェニルアラニン」「リジン」「トリプトファン」「ヒスチジン」「イソロイシン」「メチオニン」「スレオニン」。

非必須アミノ酸は、「アスパラギン」「シスチン」「グリシン」「アスパラギン酸」「チロシン」「アラニン」「セリン」「グルタミン酸」「グルタミン」「アルギニン」「プロリン」です。聞いたことがあるものも、いくつかありますよね。

それぞれの働きや、どのような食材に多く含まれているかということは、本やインターネットで調べればすぐにわかります。ここでは、とくに脳機能と関係が深いものを紹介しておきます。

必須アミノ酸で、最近もっとも注目されているのがトリプトファンです。

トリプトファンは、脳内でビタミンＢ６、ナイアシン（ビタミンＢ３）、マグネシウムなどと、神経伝達物質のセロトニンをつくり出します。

トリプトファンを多く含む食べ物には、**乳製品や大豆製品、卵黄、ナッツ類、バナナ、カツオ節など**があり、ビタミンＢ群を多く含む豚肉などと一緒に食べることで、セロトニンを増やすことができます。

いっぽう、神経伝達物質のドーパミンやノルアドレナリンの材料になるチロシンという物質もあります。フェニルアラニンから生成されるもので、こちらは必須アミノ酸ではありません。

フェニルアラニンやチロシンも、乳製品や大豆製品、カツオ節などに多く含まれています。

非必須アミノ酸のアスパラギン酸やセリン、グルタミン酸も、脳機能と関係が深いアミノ酸です。アスパラギン酸は、栄養ドリンクなどでお馴染みの成分ですよね。また、グルタミン酸は、出汁などの旨味成分で、旨味調味料の成分としても知られています。

なお、体内に存在するアミノ酸には、タンパク質を構成しないものもあります。

発芽玄米の成分として知られる「GABA」は、それ自体が不安や興奮をやわらげる神経伝達物質として働きます。チロシンから生成される「ドーパ」は、その名からわかるように、脳内でドーパミンに変換されます。

「頭をよくするためには、タンパク質をしっかり摂取する」というのが原則です。しかし、ここから一歩踏み込んで、こうした神経伝達物質として働いたり、神経伝達物質の材料になるアミノ酸を積極的にとってみませんか。脳機能の向上や、老化防止につながることが明らかです。

頭がよくなるビタミンやミネラルとは？

健康のためにバランスよくとらなければいけないといわれるビタミンやミネラル。あなたも、食事では気を配っていることでしょう。

ここでは、「頭がよくなる」という視点から、どのような栄養素が効果的なのかということをご紹介します。

三大栄養素以外の栄養素で、身体の維持に微量ながら欠かせないのが、ビタミンとミネラルです。ビタミンは、生物に起源をもつ「有機物」と呼ばれる物質であるのに対し、ミネラルは、生物に起源をもたない金属や岩石など「無機物」であるという違いがあります。

さて、酵素についてみてみましょう。酵素は、体内で三大栄養素の代謝を進めるタンパク質で、これも細胞内でアミノ酸から合成されます。糖質は、口の中でそしゃくされ、アミラーゼという酵素によって麦芽糖やブドウ糖になります。

タンパク質は、ペプシンによってペプトンになり、最後はアミノ酸に。脂質はリパーゼによって脂肪酸とグリセリンに分解されます。ビタミンやミネラルは、酵素が働くために必要な「補酵素」として働くものが多いです。

ビタミンは、有機物ではあっても、ほとんどが体内で合成されません。そのため、外部から摂取する必要があります。

ご存じの方も多いでしょうが、ビタミンは、「水溶性ビタミン」と、「脂溶性ビタミン」に分類されます。水溶性ビタミンは、水に溶けやすく尿で排出されやすいのが特徴です。ビタミンB群やビタミンCは、この水溶性です。いっぽう、脂溶性ビタミンは、脂質と一緒に摂取することで体内に吸収されやすくなります。ビタミンA、D、E、Kがそれです。

これらの中で、エネルギーの産出にかかわるのがビタミンB群。ビタミンB群は、「ビタミンB1」「ビタミンB2」「ビタミンB6」「ビタミンB12」「ナイアシン」「葉酸」「パントテン酸」「ビオチン」の8種類に分かれますが、中でも脳機能に深くかかわるものを解説しましょう。

豚肉に多く含まれるビタミンB1は、糖質をエネルギーにするときに働く補酵素で、疲労回復以外にも、脳と神経を正常に保つ重要な働きがあります。

マグロやカツオ、牛レバー、バナナなどに多く含まれるビタミンB6は、セロトニンの合成に欠かせない成分です。

ビタミンB2やナイアシンと協力し合って働くので、ビタミンB群はバランスよくとることが大切です。

レバー類やシジミに多いビタミンB12は、葉酸と協力し合って、脳の神経細胞に入り込んで修復や合成を助けます。タンパク質やDNAの合成に欠かせない葉酸も、レバー類に多く含まれます。

人間の身体には60種ほどの元素があり、酸素、炭素、水素、窒素で96％を占めています。残りの4％が、数十種類のミネラルです。

その中から、厚生労働省は、13種類のミネラルを必須ミネラルとして、摂取量の基準を示しています。

それが、比較的多くの量を必要とする「カリウム」「ナトリウム」「カルシウム」「マグネシウム」「リン」の多量ミネラル5種と、「鉄」「亜鉛」「銅」「ヨウ素」「クロム」「マンガン」「セレン」「モリブデン」の微量ミネラル8種です。

これらのミネラルで、**脳機能ととくに関係が深いのは、鉄、銅、マグネシウム**です。

鉄は、血液をつくるのに欠かせないことはよく知られています。

しかし、それ以外にもドーパミン、ノルアドレナリン、セロトニンといった神経伝達物質を合成する酵素を助けるという重要な働きがあります。動物性食品に含まれる鉄分である「ヘム鉄」は、植物性食品に含まれる「非ヘム鉄」の5〜6倍の吸収力があります。

鉄分は肉や魚、レバー類から摂るのが効率的といえますね。

レバー、ナッツ類、大豆、ココアなどに多く含まれる銅は、鉄の働きを助けます。また、**ナッツ類、魚介類、藻類、野菜類、豆類などに広く含まれるマグネシウム**は、セロトニンからメラトニンを合成するときに使われます。

尿で排出されにくい脂溶性ビタミンやミネラル類は、過剰摂取にも気をつけなければいけません。これについては、サプリメントの項でお話しします。

腸内フローラが記憶力を高める

あなたは、「腸活」してますか？

「腸内フローラ」を整えていますか？

数年前なら、こういっても「？」と頭をかしげる人が多かったでしょう。いまは違います。

腸内フローラとは、乳酸菌やビフィズス菌といった腸内細菌のことです。顕微鏡で腸内を覗くと、それらがまるで「お花畑」のように見えることから、英語で花畑を意味する「flora」にたとえられました。

小腸と大腸には、1000種類もの細菌がいるといわれ、その数はなんと1000兆個。その環境を整えようとする活動が、腸活です。

腸内フローラには、乳酸菌やビフィズス菌のように身体に良い影響を与える善玉菌、腸内で有害物質をつくり出す大腸菌などの悪玉菌、そのどちらか強くなったほうに味方する日和見菌《ひよりみきん》の3種類があります。

といえば、善玉菌の多い環境をつくることが腸活の目的になることは明らかですね。

栄養素のほとんどは、小腸で最終的に消化吸収され、水分は大腸で吸収されます。

とすれば、人間が食べた物を栄養にする機能は、腸内の環境にかかっているといってもいいすぎではありません。

脳の活動にも必要な栄養素の吸収をしているのですから、腸活が脳機能によいのは当然ですね。

腸は、これほど重要な器官であるのですが、脳の指令を受けずに、人間の意識とは関係なく独自に活動しているので「第二の脳」といわれます。

しかし、ここで腸活を取り上げた理由は、ほかにもあります。腸は、意志と関係なく活動しているのですが、自律神経を通じて、脳と密接な相関関係にあるのです。

腸内環境が脳機能に、逆に脳が腸の活動に直接的な影響を与えるということですね。例えば、便秘をしてイライラしたり、不安なことがあるとお腹が痛くなったりする。これも一例です。

最近の研究では、認知症との関連も発表されています。認知症と腸内細菌には強い関連があって、**ある種の善玉菌が多い人は、認知症になる割合が著しく低い**というのです。反対に、認知症患者の腸内環境を調べると、善玉菌が減少して悪玉菌が増えていたのです。

さらに、ドーパミン、ノルアドレナリン、セロトニンといった脳機能に大きな影響を与える神経伝達物質が腸でつくられていて、その合成には、乳酸菌やビフィズス菌などの善玉菌が、一役も二役も買っていることもわかってきました。

善玉菌を増やして頭をよくする腸内環境は、善玉菌を多く含むヨーグルト、納豆、味噌などの発酵食品と、善玉菌のエサとなる食物繊維やオリゴ糖などを合わせて摂取する食生活でつくられるといわれています。

腸活のコツは、悪玉菌を減らそうとしてストレスを抱えることではありません。

それより、善玉菌をすこしでも増やすことに意を用いましょう。そして、日和見菌も味方につけるのです。それが、自律神経を整えることにつながっていきます。

頭がよくなる習慣
13

夜の糖質制限で脳内改造

頭がよくなる食習慣も、ダイエットと同じで続けられなければ、効果が出せません。

辛い思いをしてストレスを溜めてしまうのでは、やらないほうがいいかも知れませんね。

脳機能を高めるためには、タンパク質と脂質をしっかりとらなければいけません。

そして大事なのは、血糖の不安定や神経伝達物質の異常、代謝の低下を招く糖質過多を避けること。

太っている芸能人の「ビフォー&アフター」を見せるCMで有名になった

パーソナルジムでは、まず２週間、徹底した糖質カットを行って、脂肪がエネルギーとして燃えやすい身体をつくります。それから、糖質の摂取量を調節していきます。

ご飯、パン、麺類、甘いものといった糖質以外は、脂身のある肉でもフライでも食べられるので、あまり辛さは感じないといいます。目標体重まで脂肪を落とすことが目的ですから、運動メニューを組み合わせて、徹底した栄養管理が行われるわけです。

脳機能を維持するために体重を落とす必要があるという人には、このくらいの糖質制限が必要かも知れません。しかし、普通の食生活を送ってきた人が、ある程度の年齢になってから行う「頭がよくなる糖質制限」は、そこまで徹底する必要はないでしょう。

ジムで指導を受けるのではなく、自分で行う場合、運動をしないで極端な糖質カットだけすれば、糖新生で筋肉を減らしてしまうことにもなりかねません。

おすすめするのは、まず夕食で糖質をとらないようにすること。オカズだけ食べて、ごはんをやめればいいのです。

●朝はすこし軽くし、昼は好きなものを食べて、夕食は糖質カット。そして、それぞれの間に、ビタミンやミネラル豊富なナッツ類などの間食をとって、空腹の時間をつくらない

頭がよくなる習慣

14

オメガ-3系オイルが脳神経を活性化

頭がよくなる食習慣を実行する場合、タンパク質とともに欠かせないのが「質のよい脂質」の摂取です。これを習慣化しましょう。

食用でとる油には、常温で主に固体の飽和脂肪酸《ほうわしぼうさん》と、常温で液体の不飽和脂肪酸《ふほうわしぼうさん》があります。

肉類の脂身やバターなど、動物性の脂肪に多く含まれるのが、飽和脂肪酸で、植物や魚類の脂肪に多く含まれるのが、不飽和脂肪酸。

脂肪酸とは、脂質の9割を構成する成分で、この2つは体内での働き方に違いがあります。

飽和脂肪酸は、重要なエネルギー源となりますが、過剰摂取すると、動脈硬化や高脂血症の原因になります。脳のためにもとりすぎには気をつけなければなりません。

不飽和脂肪酸には、一価不飽和脂肪酸と呼ばれる「オレイン酸」、多価不飽和脂肪酸と呼ばれる「α（アルファ）リノレン酸」「DHA」「EPA」「リノール酸」などがあります。

「オメガ－3の油が身体にいい」という話を聞いたことがありませんか？

オメガ－3系脂肪酸とは、先に述べた多価脂肪酸のうち、「αリノレン酸」「DHA」「EPA」などのことをいいます。

グレープシードオイル、亜麻仁油、えごま油、青魚などから摂取できます。

αリノレン酸は、体内で合成できない必須脂肪酸のひとつ。

これらの脂肪酸には、①血液中の中性脂肪を分解してサラサラにする、②悪玉コレステロールを減らす、③脳や視覚機能を活性化させる、といった働きがあります。

また、オメガ－9系と呼ばれる一価不飽和脂肪酸の「オレイン酸」は、オリーブオイルやごま油に多く、これも悪玉コレステロールを減らします。

気をつけたいのは、オメガ－6系と呼ばれる「リノール酸」とマーガリンなどに多い「トランス脂肪酸」!


サラダ油に多いリノール酸は、悪玉コレステロールと一緒に善玉コレステロールも減らしてしまいます。

また、**トランス脂肪酸は、悪玉コレステロールを増やして、善玉コレステロールを減らしてしまいます。**

●脳のためにもオメガ-3系オイルを使い、青魚を食べる習慣を！

頭がよくなる習慣

15

サプリメントを活用する

あなたはどんなサプリを飲んでいますか？

50歳以上の人に人気が高いのは、「ビタミンC」「乳酸菌やビフィズス菌」「ブルーベリー」「ビタミンB群」「DHA&EPA」などだそうですが、ここでは、脳機能と関係が深いものを紹介しましょう。

ビタミンやミネラルは、サプリよりも食事でとるほうが体内で働きます。栄養素というものは、ほかの栄養素と一緒にとることで効果を発揮するものだからです。

しかし、理想的なバランスの食事を続けることは難しいですよね。そこでサプリで補充することにも意味が出てくるわけです。

ビタミンやミネラルも過剰摂取すれば、重大な疾患につながることもあります。

なによりも、1日の摂取量を守ることが大事です。尿で排出されにくい脂溶性ビタミンンのA、D、E、Kや、カルシウム、ナトリウム、カリウム、マグネシウム、鉄といった代表的なミネラルは、とくに注意しなければいけません。

●ビタミンB群

ビタミンB群は、神経伝達物質の合成やいろいろな脳機能に関与するので、バランスよくとりましょう。水溶性ビタミンなので、過剰摂取の心配はまずありません。

●カルシウム+マグネシウム

カルシウムは骨だけでなく、シナプスの神経伝達に欠かせない物質。しかし単独摂取は危険なので、相対してバランスをとるマグネシウムと一緒にとるようにします。

●鉄、亜鉛

酸素を脳に届ける血液の材料となる鉄は、女性に不足しがちですが、過剰摂取は身体を酸化させます。３００もの酵素とかかわる亜鉛も、脳機能を高めます。

●アミノ酸

最近、注目されているのがアミノ酸系のサプリ。タンパク質を腸内で分解する必要がないので省エネになり、過剰摂取の心配もありません。

ただ、サプリについては細心の注意が必要です。いま、飲んでいる薬と一緒にとると、過剰摂取になったり、反対に薬の作用を阻害するのもあります。

かかりつけの医師や薬剤師に、よく相談のうえ、採否を決めることをおすすめします。

すぐできる！

簡単レシピ

［鶏むね肉と豚肉で脳疲労軽減］

1――グリル、照り焼き、唐揚げといった鶏料理に、もも肉ではなくてむね肉を使います。茹でてゴマダレをかけるだけの蒸し鶏はとても簡単。コンビニで昼食を買うときには、むね肉やササミのサラダチキンでタンパク質をとりましょう。

2――ビタミンBが豊富な豚肉は、生姜との組み合わせで疲労回復効果が倍増します。豚肉の生姜焼きは疲労回復の王道メニュー。タマネギと炒めればビタミンB群の吸収を高めてくれます。

渡り鳥が小さな身体で飛び続けられるのは、羽の筋肉にある「イミダペプチド」という強力な抗酸化成分のおかげだということがわかっています。

イミダペプチドは、羽の下にあるササミやむね肉に多く含まれるので、脳の疲労回復のためにはもも肉ではなくて、むね肉を選びましょう。

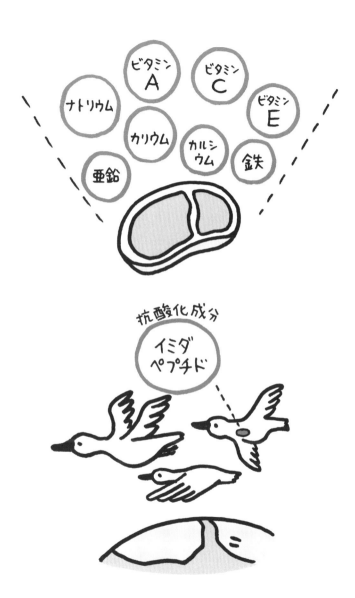

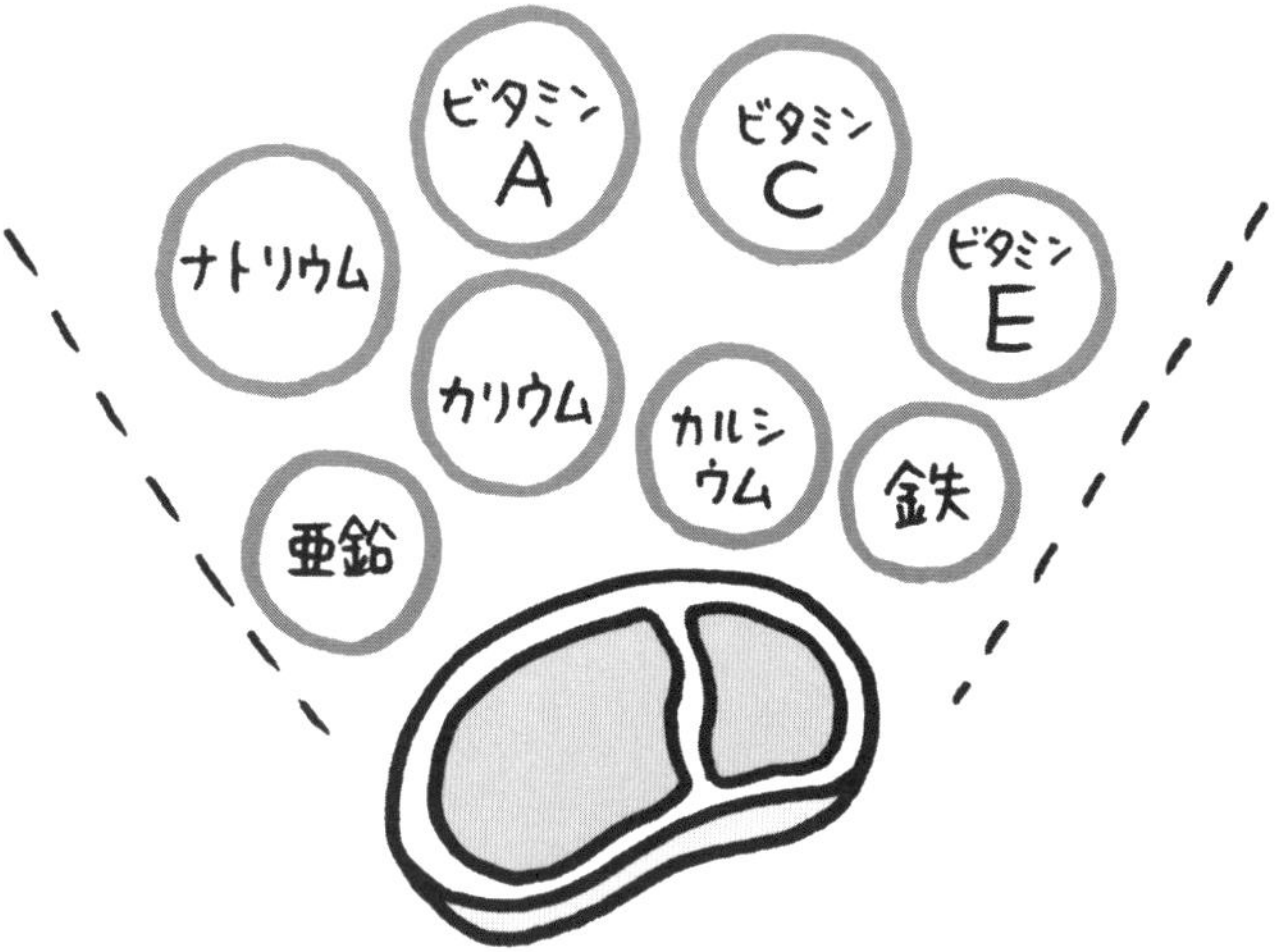
ビタミンA
ビタミンC
ナトリウム
ビタミンE
カリウム
カルシウム
鉄
亜鉛

抗酸化成分
イミダペプチド

すぐできる!

簡単レシピ

[人気のサバ缶をアレンジ]

1――サバの水煮缶は、レタスの千切りの上にのせるだけでも栄養たっぷり。サラダに混ぜれば飽きのこないアレンジが可能です。とくにおすすめなのが、タマネギとの組み合わせです。

2――味噌煮缶は、とろけるチーズをのせてオーブントースターで数分焼けば、ちょっとしゃれたおつまみになります。

3――抗酸化成分を多く含むタマネギスライスと組み合わせれば、相乗効果で脳機能を高めてくれます。

オメガ-3系のDHAやEPAが豊富なサバは、塩焼きでも味噌煮でも美味しく食べることができますが、長期保存がきく缶詰は、ちょっとしたアイデアで美味しく変身します。
ちょっと値段の高いブランドものも、試してみる価値がありますよ。1年以上置いてから食べるのがサバ缶通の食べ方だとか。

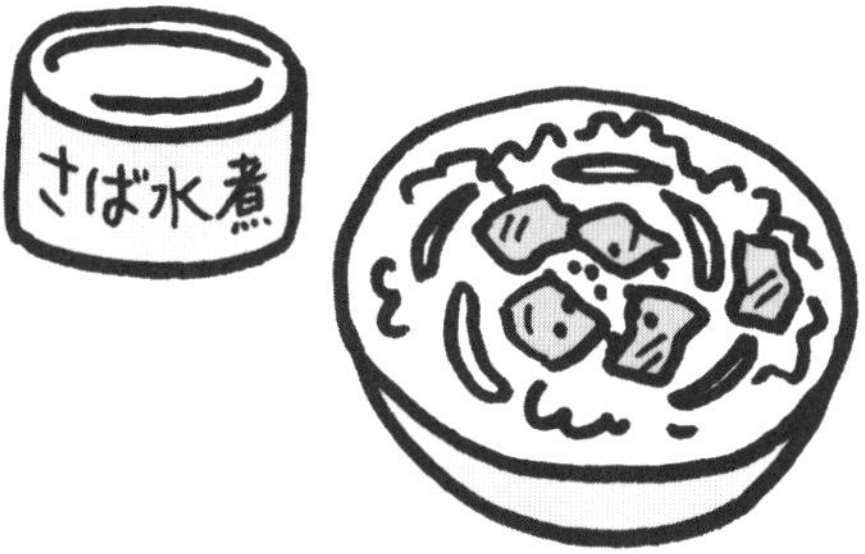
さば水煮

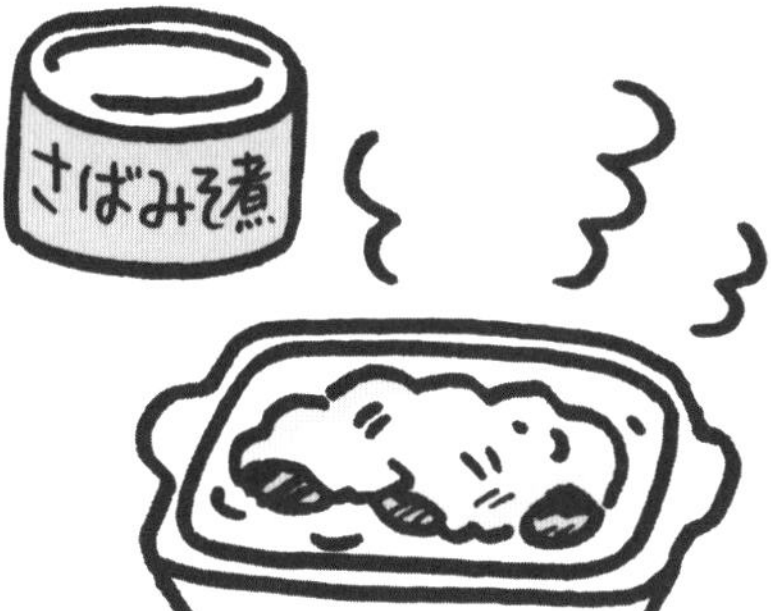
さばみそ煮

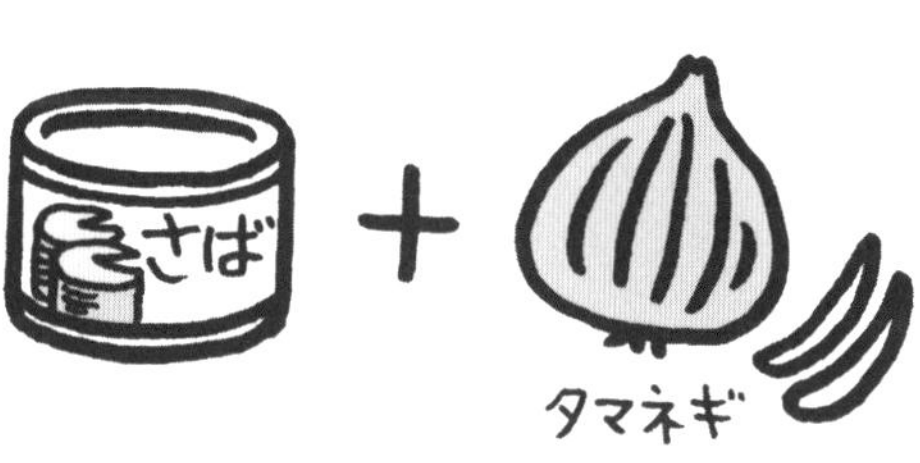
さば
タマネギ

第5章

60代から頭をよくする「運動法」!

頭がよくなる運動

有酸素運動のやりすぎは脳に悪かった！

脳科学の研究が進められて次々と新事実が発表される中で、脳と運動の関係でも、この数年間にいままで常識とされてきたことが覆されています。

「有酸素運動は頭を悪くする」

あなたは、この言葉を信じられますか？

身体によい運動といえば、酸素を体内へ十分に取り込んで脂肪を燃焼させる有酸素運動である。これが、いままでの常識でした。だから有酸素運動はできるだけ長く、やればやるほど効果があがる、というふうに信じられてきました。ところが、新たにわかった脳のメカニズムと運動の関係を考えると、そうではないという結論に達するのです。

もっとも、これは有酸素運動をやりすぎた場合の話で、自分の身体に合った有酸素運動ならｇｏｏｄです。その見極めが大切ということになるわけですが、そのことについては後でふれます。

ところで、ここまで書いてきて、ふと思ったのですが、次のような疑問が読者のあなたから発せられはしないか、という思いです。

「私は、大の運動嫌いでしてね。やれ、ウォーキングがいいとか、いやジョギングのほうが効果的だよ、とか口角泡を飛ばして激論している人がいますが、呆れますね。それくらいなら、私は、一冊の文庫本が手許にあれば、それで十分ですよ」

まあ、ここまで運動嫌いでなくても、こんな声ならあるかもしれません。

「その、有酸素運動自体が、どんな運動なのか知らないのですよ。有酸素というからには、無酸素運動というのもあるのですか」

考えてみれば、当然です。頭をよくしたり、体の健康を考えるなら、運動は欠かせませんが、運動について詳しく知っている人は、案外少ないかもしれませんね。

そこで、まずは有酸素運動と無酸素運動の解説からはじめましょう。頭が良くなる運動をしようと思ったら、まず、この違いくらいは、理解しておいて欲しいものです。

有酸素運動は、エアロビクスが有名ですが、その他、ウォーキング、ジョギング、スイミング、サイクリングなどがあります。**軽から中程度の負担を身体に、継続的にかけるのが特徴です。主に脂肪をエネルギー源として、体内に取り入れた酸素を使って燃やし、活性酸素を発生させます。**

この活性酸素、前にも書きましたが（96ページ）、善玉にもなり、悪玉にもなるという厄介な代物です。善玉の面は、強力な酸化作用をもっており、外部から侵入したウイルスや細菌を殺すという「免疫機能」をもっています。他方、悪玉の面は、酸化作用が強いあまり、過剰になると、普通の正常な細胞まで攻撃してしまうという大問題を抱えています。

いっぽうの無酸素運動は、筋トレや短距離走などが代表的なもので、瞬発力を必要とする激しい運動です。短い時間に大きな力を出し、体の負担が一時的に大きいです。糖質をエネルギー源として使い、酸素は必要としません。生成物として、**乳酸を発生させます。**

さて、本題に戻って、有酸素運動のやりすぎは、なぜ脳に悪いか、これについて書いていきましょう。

これは疲労の原因についての考え方が、がらりと変わったことから、自ずと出た結論です。これまでは、疲労の原因は、運動をすると、筋肉が硬くなって乳酸が溜まり、その乳酸が原因だとされてきました。しかし、実は、疲労の原因は、筋肉ではなくて、脳にあったのです。その正体としてクローズアップされたのが、活性酸素でした。

もうすこし詳しく見てみましょう。私たちの身体のエネルギー消費は、まず基礎代謝によって行われます。基礎代謝とは、人間の生命維持に必要な最低限のエネルギーのことです。なにもしないで安静にしているだけでも、心臓は動いているし、呼吸もしています。体温も一定の範囲に保たれていなければなりません。これらは、自律神経がコントロールしているわけですが、これを基礎代謝といいます。基礎代謝量は、目が覚めていて、横になって、安静にしているときのエネルギーの消費量のことです。

この基礎代謝量、何もしていないのに、思いのほか大きいんですね。身体全体の消費量の70％近くも占めているんです。いい変えれば、**なにも運動をしていなくても、自律神経のコントロール機能によって、無意識のうちに70％にもなる脂肪を燃焼させているる**ということです。

脂肪が燃焼するためには、酸素を必要とします。これは、とりも直さず、活性酸素を発生させることになります。ウォーキングやジョギングなどの有酸素運動は、体内に十分な酸素を取り込んで、脂肪を燃焼させることが目的です。

その結果、ただでさえ基礎代謝で活性酸素を発生させているのに、さらに多くの活性酸素を発生させることになるのです。

脳の自律神経の中枢域で、神経細胞が活性酸素の強力な酸化パワーによって酸化されてしまうと、「疲労因子」と呼ばれるタンパク質が発生してしまいます。このタンパク質が、大脳で疲労感を生み出す直接的な原因になっていたのです。

ですから、**有酸素運動を長時間続けて、多くの酸素と脂肪を燃やすと、それだけ大量の活性酸素を発生させることになります。**すると、身体に備わっている抗酸化機能では、まったく歯が立たなくなってしまい、活性酸素の悪玉の面が開花してしまうのです。

どのくらいの有酸素運動が脳によくないかというと、汗をかくくらいの運動になると、脳内の活性酸素が急増するといいます。

対策はないのでしょうか。脳の神経細胞が酸化することで起こる脳疲労を回復させるのは、抗酸化作用のある「疲労回復因子」と呼ばれるタンパク質を増やすことがいいとされます。睡眠時や、副交感神経を優位にした時に発生するものなので、睡眠には、とくに意を用いたいものです。

○ 10分の楽な運動で記憶力が高まる

有酸素運動のやりすぎは、必要以上の活性酸素を発生させ、脳疲労を起こしてしまう。このことはおわかりいただけたでしょうか。

では、やり過ぎない程度の有酸素運動は？

これについては、面白い研究が発表されています。

脳の活性化という面から考えると、汗をかかない程度の軽い有酸素運動が、短期記憶を保持している海馬を刺激して、記憶力を高めるというのです。

運動と休養が海馬を刺激する

第1章の「脳の話」を思い出してください。

短期記憶を保持している海馬にある歯状回という部位では、年齢に関係なく神経細胞が次々と生まれているという話をしました。

そのメカニズムに、運動が関与していたのです。

日本の筑波大学の征矢英昭（そや ひであき）教授を中心とする共同研究グループは、脳機能と運動の関係を研究しており、**軽い運動によって海馬が活性化**することが、２０１４年にわかりました。

２０１８年には、カルフォルニア大学との共同実験で検証された結果が、アメリカ科学アカデミーの機関紙で発表されました。いままでは、ジョギングや速めのウォーキングといった中程度の運動を数カ月続けるような実験が行われていたのですが、今回の実験では短時間の楽な運動を１回行っただけで、海馬が活性化することがわかったのです。

若くて健康な36人の大学生に、まず10分間フィットネスバイクの上でじっとしていてもらい、翌日には、ゆったりした楽なペースで10分間、フィットネスバイクを漕いでもらい、両日とも終了後すぐにパソコンを使った記憶テストを行いました。

この記憶テストは、６００枚の写真を見せて同じものを判別するというものです。結果は、運動をした日のほうがはっきりとよい数値が現れ、判断の難しい似ている写真ほど、成績がよかったといいます。

運動をした日は、脳の状態を調べるためにＭＲＩに入った状態でテストを行いました。ＭＲＩのデータでは、海馬の歯状回が目立って活性化しており、歯状回では、運動することで新しい神経細胞が生まれているということがわかったのです。

この実験から、10分程度の楽な運動でも脳が活性化して、記憶力は向上することがわかりました。**中～強程度の運動を長期間続ける実験では、記憶力の向上は見られなかった**といいますが、これはストレスの影響もあると考えられています。

どうも、運動が脳機能に及ぼす影響には、ストレスが大きく関与しているようですね。

同じ運動をしても、それが楽しいものなのか、辛いものなのかによって、脳に与える効果が変わってくることは、この本を読んできたあなたでしたら、容易に想像できますよね。

プラス刺激によって「快」の感情が生まれると、セロトニンをはじめとする神経伝達物質の働きが強まって、脳が活性化します。それは当然、「覚える」「忘れないようにする」「思い出す」という記憶の3つのプロセスを活性化させることにもなるはずです。

気もちよく運動するということが、脳の活性化には大事だということですね。汗をかかない程度の軽い有酸素運動には、軽めのウォーキング、ヨガ、ストレッチなどがあります。

こうした運動を気もちよい環境で行うこと、楽しい環境で行うことが、「頭がよくなる運動」の秘訣だといえそうです。

有酸素運動とセットで考えたい抗酸化物質

体重を落とすことが目的の場合は別ですが、脳機能を活性化させることが目的であるのなら、有酸素運動はやりすぎないほうがいいのです。

呼吸が激しくなると、それだけ酸素をたくさん使うことになるので、脳内では活性酸素による酸化ストレスが激しくなりますから。

そうはいっても、では、どの程度までが脳の活性化に効果的で、どこからが悪影響を与えることになるのかという境界線は、個人差もあり、明確にできるものではありません。

そこで、疲れない程度の有酸素運動と組み合わせてとりたい、抗酸化物質を紹介しておきましょう。多少の活性酸素が増えても、脳の神経細胞を酸化から防いでくれる栄養素で、食事やサプリから摂取します。
抗酸化物質は大きく3つに分類されています。以下が、それぞれに含まれる代表的な成分と、摂取しやすい食品です。

①ビタミンACE（ビタミンエース）

こういう名前のビタミンがあるわけではありません。抗酸化ビタミンと呼ばれるA、C、Eを続けて読むと、「ビタミンエース」となります。覚えやすいですよね。

まず「ビタミンA」はβ（ベータ）カロテンから摂取できます。レバー類、ウナギ、バター、チーズ、卵、緑黄色野菜などに多く含まれます。「ビタミンC」が多く含まれるのは、かんきつ類の果物や、イチゴ、イモ類。「ビタミンE」は植物油やナッツ類に多く含まれます。AとEは脂溶性ですから、サプリによる過剰摂取には注意が必要です。

②カロテノイド系

カロテノイドは、動植物に存在する黄色、オレンジ色、赤色の色素です。自然界には、数百種類のカロテノイドがあるといわれます。代表的なものは、ニンジンのオレンジ色である「βカロテン」、卵黄や緑黄色野菜の黄色である「ルテイン」、トマトの赤である「リコピン」、サーモンやカニの殻の赤である「アスタキサンチン」などです。

③ポリフェノール系

ポリフェノールは、植物が自分の身を酸化から守るためにつくり出す抗酸化物質で、苦み、渋み、色素などの成分になっています。自然界には8000種以上ものポリフェノールが存在するといわれます。

ブドウ、ブルーベリー、赤シソなどに多い「アントシアニン」は植物の赤、青、紫の色素。タマネギやリンゴの黄色である「ケルセチン」、蕎麦に多く含まれる「ルチン」、緑茶の渋み成分である「カテキン」、大豆に多く含まれる「イソフラボン」、ゴマに多い「セサミン」、ウコンなどのスパイスに含まれる黄色の色素「クルクミン」、コーヒーに多い「クロロゲン酸」などが、代表的なポリフェノールです。（なお、赤ワインはポリフェノールが多いというので、一時大ブームになりましたね。フランス人は、ワインを水代わりに飲むのに心臓病にならないことが〝フレンチパラドックス〟として話題を集めました。）

高齢のあなたは週1〜2回の筋トレがいい

最後に、有酸素運動・無酸素運動とダイエットとの関係にも、すこしだけ触れておきましょう。

まず、短期間に体重を落とすという目的であったら、有酸素運動を続けるのが効果的です。ボクシングの減量では20日間くらいカロリー制限をしながらランニングします。そのあとに2日程度、塩分を徹底的にカットして、身体から水分を抜きます。

これは極端な例ですけれども、有酸素運動を毎日続けて、糖質制限をすれば確実に体重は落ちるでしょう。

しかし、有酸素運動は、カロリー消費の効率が悪いという問題点がありま す。体重60キロの人が、時速8キロで30分間のランニングを行った場合、消費するカロリーは２６０キロカロリーです。これは、茶碗１杯分のごはんに相当するエネルギー量。脂肪に換算すると２６０÷９で、約30グラムになり、これを１カ月間毎日続けても、ランニングで減る脂肪は１キログラムにも満たないのです。

いっぽう、**筋肉を落とさずに、脂肪が燃焼しやすい身体作りをしようと思ったら、筋トレなどの無酸素運動が効果的です。**

無酸素運動の代表である筋トレは、筋トレ後も2〜3日は脂肪燃焼の効率がよくなるアフターバーンという効果があるので、一般的には、週2回行えば効果が出るといわれます。毎日やらなければ効果が出ない有酸素運動に比べれば、時短で高効率な運動ということができるのです。

筋トレは、とくに初心者だとトレーナーの指導を必要とするので、週2回のジム通いをしなければいけないことや、極端な糖質制限を同時に行うと、糖新生によって筋肉を減らしてしまうという注意点があります。

筋トレによって消費するエネルギー量は、1週間単位で考えるとそれほど大きなものではありません。しかし、時間をかけて筋肉を増やすことによって、基礎代謝を活発にすることができるのです。全身のエネルギー消費量の70％にもなる基礎代謝ですから、その効果は大きいですよ。しかも、無意識のうちに脂肪の燃焼量を増やせるわけですから、ありがたいダイエット法といっていいでしょう。

さて、ある程度、高齢になってくると痩せることよりも筋肉を減らさないことが大事になってきます。週1～2回の筋トレで、余計な脂肪を燃焼させやすい身体をつくるのが健康的かもしれません。

頭がよくなる習慣 16

1時間に1回のストレッチで脳をリフレッシュ

筋肉が働くというのは、縮むことです。

縮んで、硬くなってしまった筋肉を伸ばしてやるのが「ストレッチ」。筋肉を伸ばすことによって血流を促し、老廃物を流してやるのです。

身体を動かさない仕事をしている人は、1時間に1回、硬くなった筋肉を伸ばすストレッチを習慣化しましょう。

身体を動かすときには、いろいろな部位の筋肉を収縮させているわけです。

運動を続けたり、同じ姿勢を続けていると、筋肉は収縮したまま硬くなってしまい、血流が悪化します。筋肉がだるくなる、痛みを感じるというのは、筋肉の血行が悪くなっているサインなんですね。

脳への血流に大きな影響を与える、首や肩まわりのストレッチも大切です。いっぽう、座りっぱなしのデスクワークをしている人は、席を立って少し歩き、下半身のストレッチをすることも大事。**人間の下半身には、全身の3分の2にあたる筋肉がありますから、硬くなってしまうと、全身の血流を悪化させます。**

ふくらはぎは「第二の心臓」と呼ばれるほど、身体にとって重要な部位。それは、**ふくらはぎには、体内の老廃物や有害物を排出するシステムである「リンパ」が、深くかかわっているからです。**

手足の先からだんだんと集まって太くなり、最終的に鎖骨の下で静脈に合流するリンパ管には、血液を送り出す心臓のようなポンプがないために、リンパ液の流れはとてもゆっくり。そのリンパの流れを促進しているのが、ふくらはぎの筋肉の動きなのです。リンパだけでなく、もちろん脚部の血液を押し上げる働きもあります。

●1時間に1回は、脳への血流に大きな影響を与えている首や肩などと一緒に、脚の筋肉もよく伸ばしてやる

頭がよくなる習慣
17

ウォーキングは景色を変えて楽しく

年齢に関係なく、手軽にできる有酸素運動といえば、ウォーキングですね。

あなたも健康のためにやっているのでは？

この章で説明したように、ダイエットを行う人にとって、ウォーキングは効果的とはいえません。エネルギー消費という面からみると、あまりに効率が悪いからです。

しかし、海馬を活性化させる手段としては、ぜひ、習慣化したい運動です。頭をよくするウォーキングのポイントをいくつかあげておきますので、すでに習慣化しているという人も、見直しの参考にしてください。

●楽しくやる

がんばってやる必要はありません。ストレスを感じるのだったら、やらないほうがいいのです。楽しいからウォーキングする、という気軽さが、プラスの感情をもたらします。

●やりすぎない

海馬を活性化する有酸素運動は、あくまでも軽い運動。10分間歩くだけでも、効果があります。30分間歩いたとしても、汗をたくさんかいたり、息を切らせたりしては、逆効果になってしまいます。

●覚醒してからやる

朝、起きてすぐに歩くのはやめましょう。脳がしっかり覚醒して全身の細胞が活動モードになってから歩かないと、自律神経が乱れる原因になります。涼しいからと、夏の早朝に水分補給もせずに歩くのは、とても危険な行動です。

●散歩や通勤を兼ねる

わざわざウォーキングウェアなどを着なくても、気軽な散歩や、現役の方なら会社帰りにひとつ手前の駅で降りて歩くだけでOK。景色を変えて楽しみましょう。

●継続する

そしていちばん大事なのがこれ。習慣化して無理なく継続することです。

頭がよくなる習慣 18

顔の運動で脳にプラス刺激を与える

顔には20以上の筋肉があって複雑に関連し、様々な表情をつくり出しています。これら顔の筋肉は、表情筋と呼ばれます。

口角を上げるだけで、脳は表情筋の動きを察知して笑顔だと判断します。すると、快感や幸福感を得るドーパミンや、精神を安定させるセロトニンなどの神経伝達物質の分泌が高まります。眼球まわりの筋肉を中心として、顔の筋肉はとくに脳に近いので、脳機能と密接な関係にあるんですね。

ですから、**顔の筋肉を動かす運動の習慣化によって、脳機能を高めることができます**。表情筋ストレッチで、豊かな表情をもつ穏やかな人間になると同時に、頭をよくすることもできるのです。

簡単な表情筋ストレッチの方法を紹介するので、試しに「気がついたらやる」という方法で、1週間続けてみてください。驚くほど、頭がスッキリしますよ。
① 口を「イー」と横に広げてから、「ウー」とすぼめる運動を10回繰り返します。

②口を「アー」と大きく開いてから、「オー」とすぼめる運動を10回繰り返したら、思い切り「アー」と大きく開いて閉じます。（アゴの骨を痛めないようにゆっくりと）

③目を大きく開いて閉じる運動を10回、片目ずつ閉じる運動を10回繰り返します。

④右目を閉じて、顔のパーツをすべて右上にもっていくようなイメージで5秒間静止、左側も同様に行い、5回繰り返します。

⑤アゴを上に上げるイメージで、首前方の筋をよく伸ばします。

⑥最後に、両手で顔全体の筋肉をよくほぐして終了。

●表情筋の状態には個人差があるので、鏡を見ながら自分なりの表情筋ストレッチを考える

すぐできる！

エクササイズ

［脳の血流を改善する肩甲骨はがし］

1——右手を右肩、左手を左肩に置いたら、両ヒジを大きく上から後ろへ10回まわします。

2——次に下から前へ大きく10回まわします。

3——両手を肩から離し、両ヒジを肩より少し上に上げた状態で、後方に10回開きます。

4——背中の肩甲骨をほぐすように、両肩を大きくまわします。

脳の活性化に即効性がある運動です。
背中にある肩甲骨を、鳥の羽のようなイメージで浮かしてほぐすようにします。

首や肩のストレッチと合わせて行えばより効果的ですが、時間をとれないときには、3を行うだけでも頭がスッキリします。

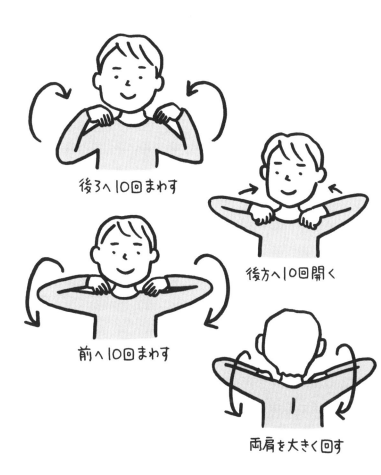

後ろへ10回まわす

後方へ10回開く

前へ10回まわす

両肩を大きく回す

すぐできる!

エクササイズ

[海馬を活性化する簡単ヨガ]

1――イスに浅く腰かけて、両足を揃えます。

2――右手を後ろにまわして甲を腰に当て、左手は右太ももの外側、ヒザに近いあたりに当てます。

3――遠くの1点を見るようなイメージで、息を吸いながら背筋を伸ばし、ゆっくりと吐きながら上半身を右にねじって後方を見ます。

4――息を吐き切ったら、吸いながら正面を向いて背筋を伸ばします。

5――5回の呼吸を繰り返したら、反対側も5回繰り返します。

ヨガの基本ポーズのひとつである「ねじりのポーズ」をイスに座ったまま簡単に行う方法です。
深い呼吸を意識して行えば、自律神経を整える効果も高まります。

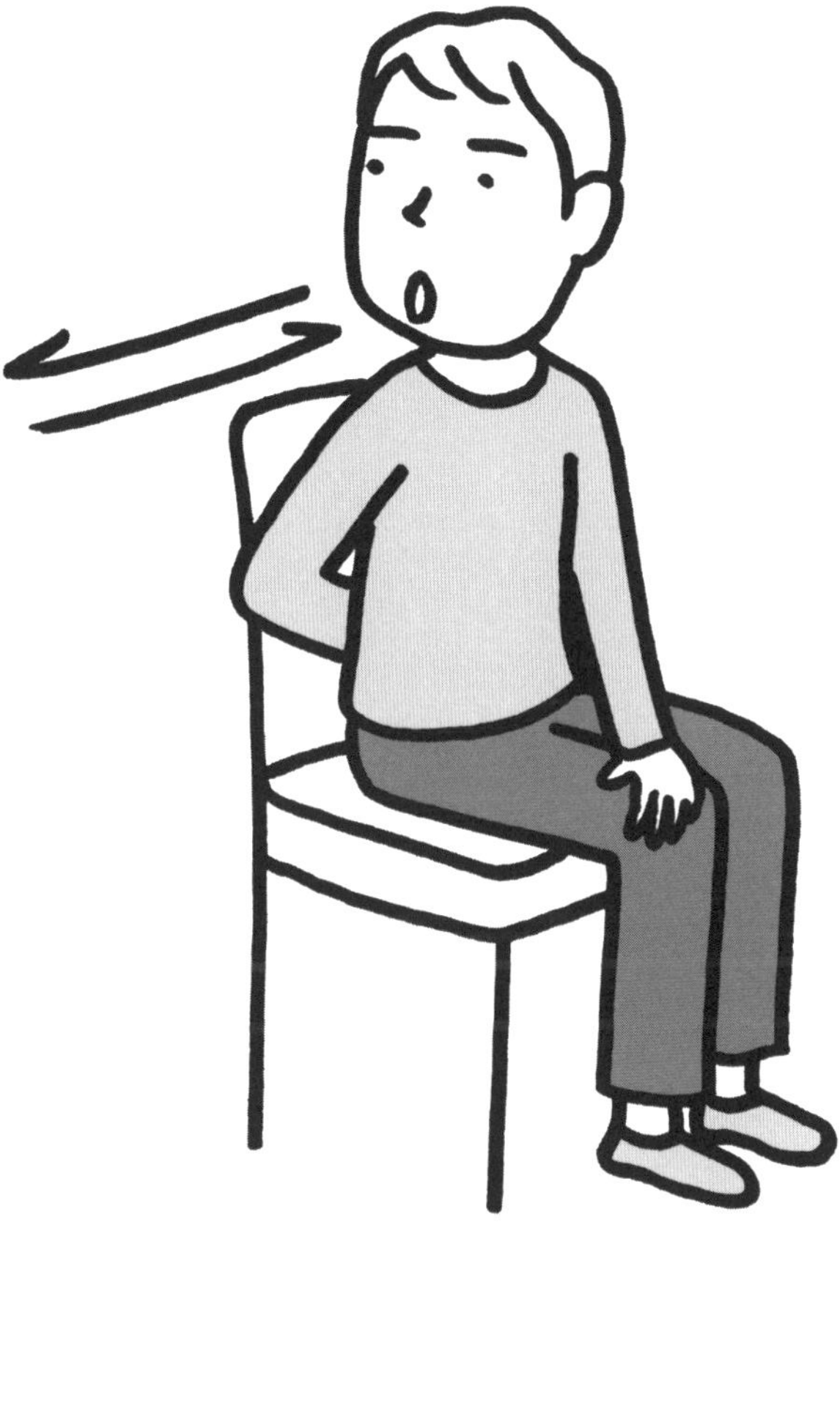

あとがき

私は、53歳のときに経営していた編集プロダクションを譲渡して、資格コンサルタントへの道を歩みはじめました。

30年前の当時は、まだバブル真っ盛りの不動産ブームでしたから、軽い気もちで「宅地建物取引主任者」の資格を取得しようと思ったのです。試験を受けるための勉強は学生時代以来のことでしたが、これがとても楽しかったんですね。

勉強して覚えたことを活かせるのが楽しいものですから、取得した資格を使って仕事に就くよりも、これがきっかけとなって次から次へといろいろな資格を取得することに没頭しました。

そんなに資格ばかりとってどうするのか、資格をとっても仕事に活かせなければ意味がないのではないかという周囲の声もありましたが、私自身は、好きなことをしながら自分を高めているという気もちだったのです。やろうと思えば、いつでも資格を活かして仕事ができるという自信もありました。

そのような資格取得に熱中する日々を過ごす中で、ある日、「資格コンサルタント」という仕事を思いついたのです。おかしなもので、資格コンサルタントに資格は必要ありません。

コンサルタントとは、「特定の分野で、専門的な知識を使って、問題を解決する」コンサルティングを行う人のことです。ごく一部の、国家資格がないと名乗れないもの以外は、誰でも名乗ったその日からコンサルタントになることができます。問題は、必要とする人や組織があるかどうかということです。

私は、終身雇用というシステムの崩壊や、高齢化社会が急速に進む日本で、資格を取得してキャリアアップしたいと考える人が必ず増えると思ったので、資格コンサルタントという仕事をセカンドキャリアの目標にしたのです。

この30年間を振り返ると、私の読みはそれほど的を外していなかったように思えます。なによりもよかったのは、好きなことをして楽しみながら、資格コンサルタントになるという目標を達成できたことだと思います。

今回、この本を書くにあたって、いままでの「勉強法」を提唱してきた本とは違い、「頭がよくなる生き方」というアプローチで書いてみようと考えました。

それは、こうした自身の30年間を振り返ってみると、この82歳まで健康でいられるのは、勉強することが楽しかったからであり、好きなことを思う存分やってきたからだと、つくづく感じたからなのです。

だから、この本はがんばって自分を高めましょうという自己啓発本ではなくて、「楽しみながら、頭をよくして長生きする環境をつくりませんか？」という提案書にしました。

60代から頭がよくなるためにおすすめしたいのは、できないことをクリアする勉強の方法ではなくて、自分にできることを楽しみながら脳を活性化する生き方。これは、誰にでも実現可能な目標だと思うのです。50歳を過ぎてからの目標は、実現可能でなければ意味がありません。

今回、改めて、最新の科学的な根拠に基づく記憶術、ストレス、睡眠、食生活、運動を調べたことも、私にとっては楽しいことでした。脳科学も栄養学も医学も進歩を続けていますから、その流れを知ることには喜びを感じるのです。

巻頭にも書いたように、1回目はサラッと読み進めたら、ぜひ2回目は言葉をかみしめながら読んでみてください。

最新の科学から、きっとあなたなりの「楽しみながら頭をよくして、長生きできそうな生き方」が見つかることと思います。

生きていれば老化は避けられませんし、寿命というものもあります。

だからこそ、脳機能を維持して人生を謳歌しようではありませんか！

頭がよくなる習慣
10　寝る前3時間を効果的に過ごす

頭がよくなる習慣
11　起床後の1時間は覚えたことを思い出す

頭がよくなる習慣
12　カフェインとプチ昼寝でセロトニンを増やす

頭がよくなる習慣
13　夜の糖質制限で脳内改造する

頭がよくなる習慣
14　オメガ-3系オイルで脳神経を活性化する

頭がよくなる習慣
15　サプリメントを活用する

頭がよくなる習慣
16　1時間に1回ストレッチする

頭がよくなる習慣
17　楽しくウォーキングする

頭がよくなる習慣
18　顔の運動で脳にプラス刺激を与える

頭がよくなる習慣リスト

頭がよくなる習慣
01 楽しいことを習慣にする

頭がよくなる習慣
02 毎日メモをとる

頭がよくなる習慣
03 語呂合わせや俳句にして覚える

頭がよくなる習慣
04 空想をする

頭がよくなる習慣
05 「3回転学習法」で覚える

頭がよくなる習慣
06 人の顔と名前は場所を関連づける

頭がよくなる習慣
07 没頭できる時間をもつ

頭がよくなる習慣
08 ゆらぎと緑の香りでリラックスする

頭がよくなる習慣
09 「それがどうした」と開きなおる

60代から
頭がよくなる本

2019年10月15日　初版第1刷発行

著者　高島徹治

発行者　笹田大治
発行所　株式会社興陽館
東京都文京区西片1-17-8 KSビル
〒113-0024
TEL:03-5840-7820
FAX:03-5840-7954
URL:http://www.koyokan.co.jp

ブックデザイン　小口翔平+三沢稜(tobufune)
カバー・本文イラスト　坂木浩子
構成　佐藤美昭
校正　結城靖博
企画協力　藤倉隆平
編集補助　島袋多香子+中井裕子
編集人　本田道生

印刷　KOYOKAN,INC.
DTP　有限会社天龍社
製本　ナショナル製本協同組合

ISBN978-4-87723-246-7 C0095

50歳からの時間の使いかた

残り22年どう楽しんでやるか

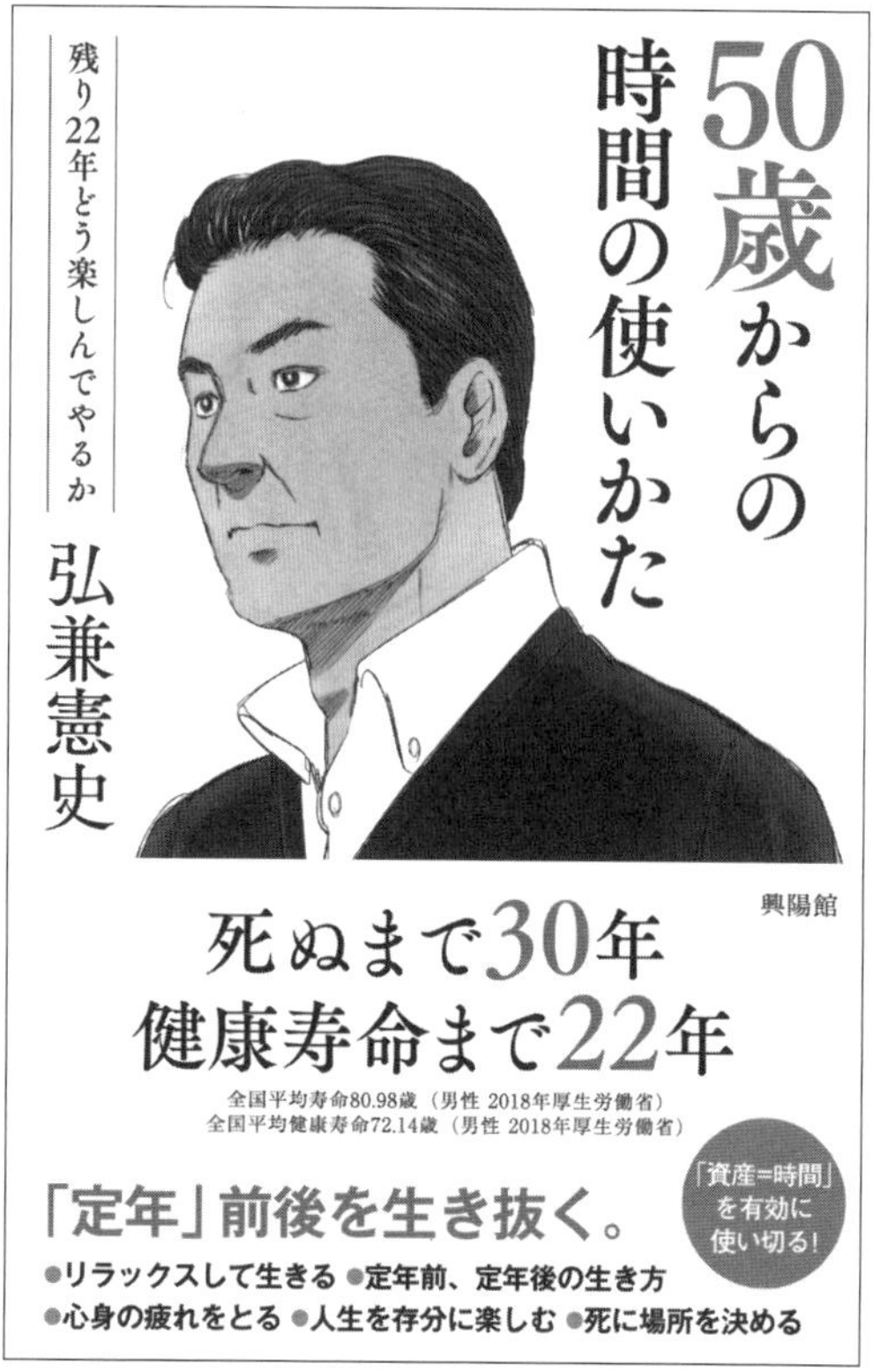

弘兼憲史

本体 1,000円+税

ISBN978-4-87723-231-3 C0095

45歳が折返し地点。50歳からの「準備」で人生が決まる。
ヒロカネ流「後半人生の時間術」。

60（カンレキ）すぎたら本気で筋トレ！

40、50もいますぐやれよ、
マッチョBODYがまってるぜ！

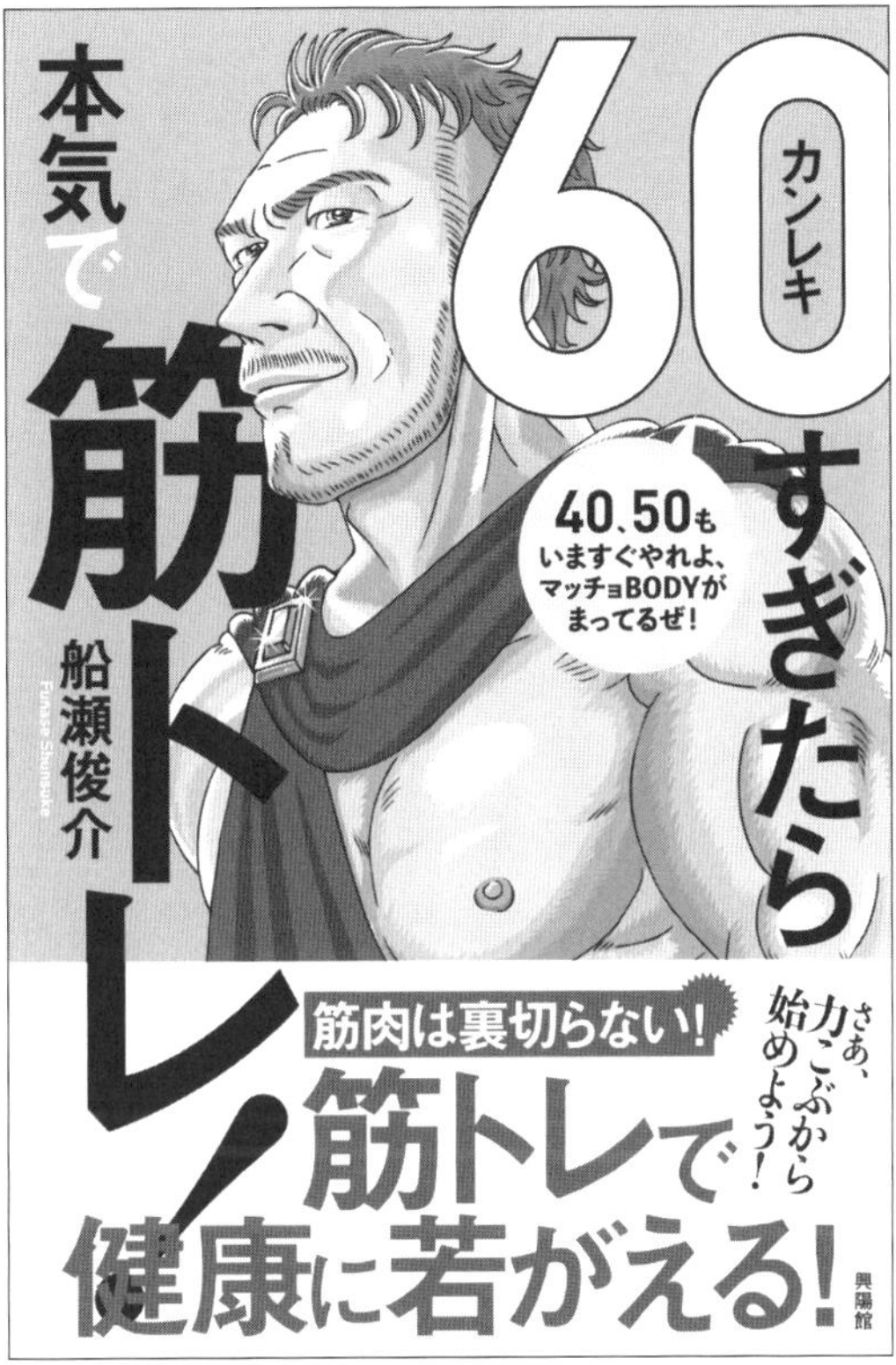

船瀬俊介

本体 1,300円+税

ISBN978-4-87723-230-6 C0095

さあ、今日から始めよう。68歳にして逆三角形の体を持つ、医療ジャーナリスト船瀬俊介による「還暦の筋トレのすすめ」。

年をとってもちぢまないまがらない

一日五秒、筋トレで背筋ピシッ！

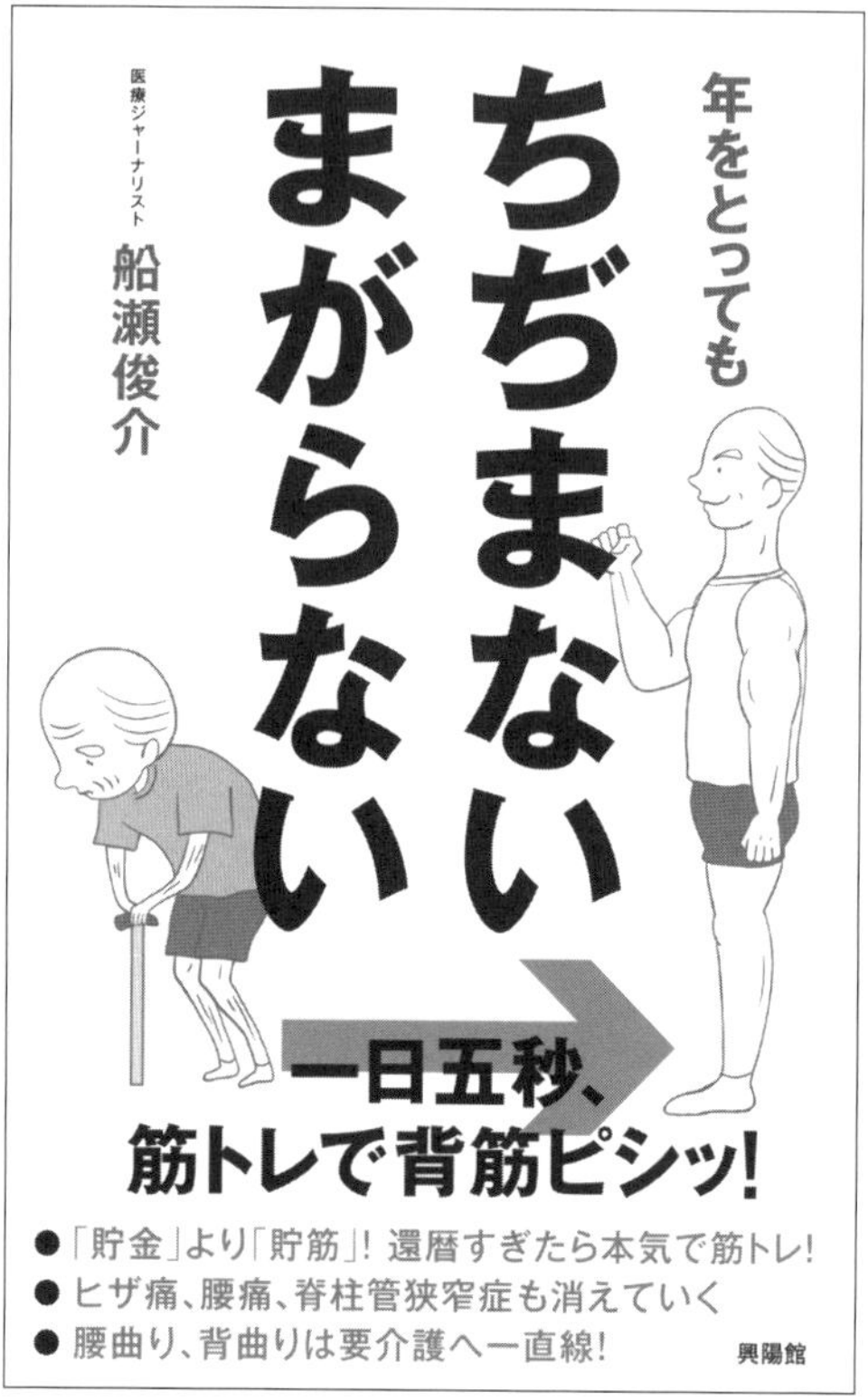

船瀬俊介

本体 1,300円+税

ISBN978-4-87723-210-8 C0095

「背が縮む」「腰が曲がる」。あなたは老化現象だとあきらめていませんか？本書のちょっとした工夫で、ヒザ痛、腰痛、脊柱管狭窄症も改善されます。

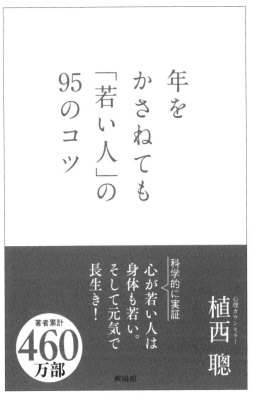

孤独をたのしむ本
100のわたしの方法

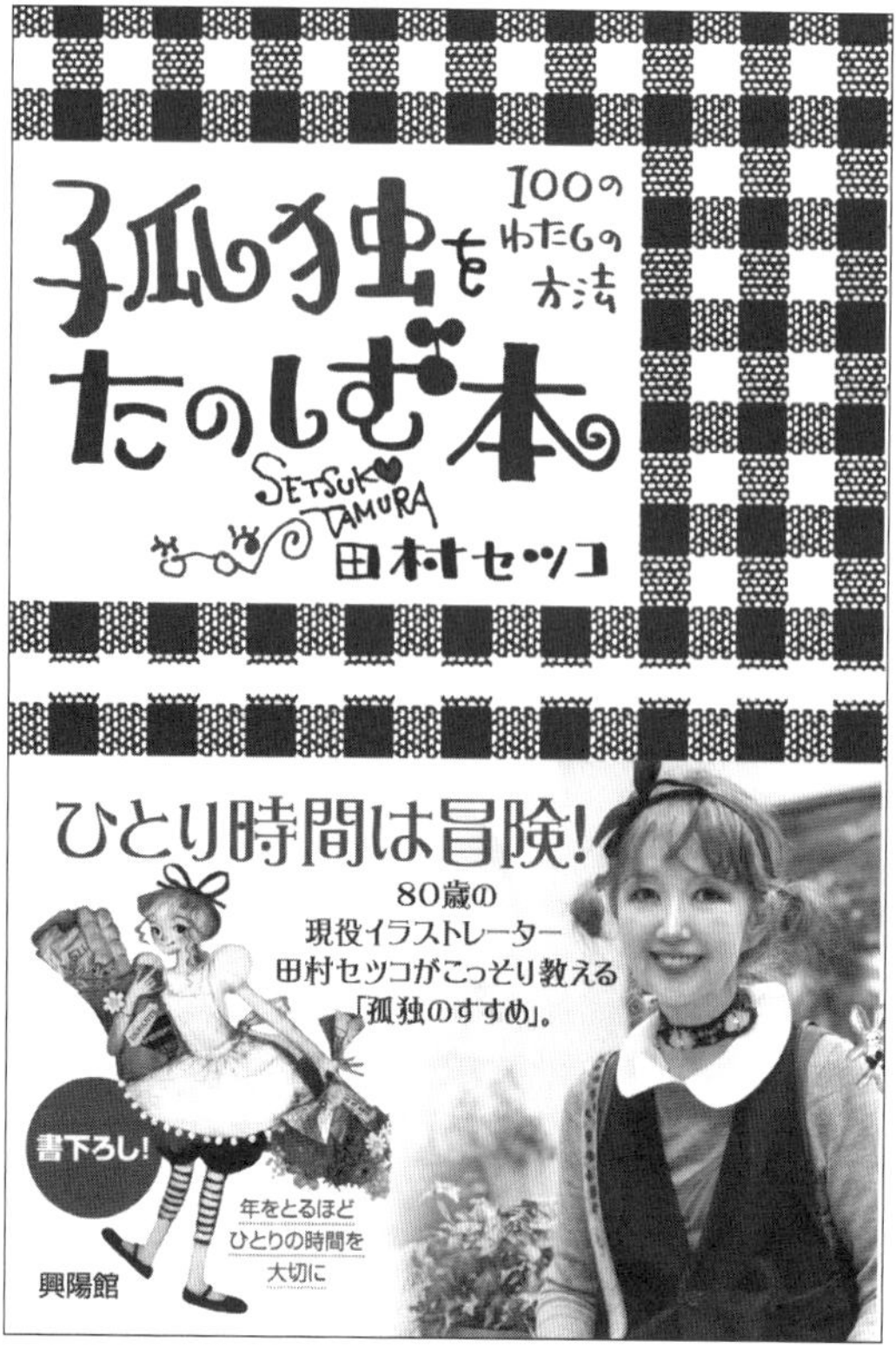

田村セツコ

本体 1,388円+税
ISBN978-4-87723-226-9 C0095

いつでもどんなときでも「ひとりの時間」をたのしむコツを知っていたら、人生はこんなに面白い。

一人暮らし
わたしの孤独のたのしみ方

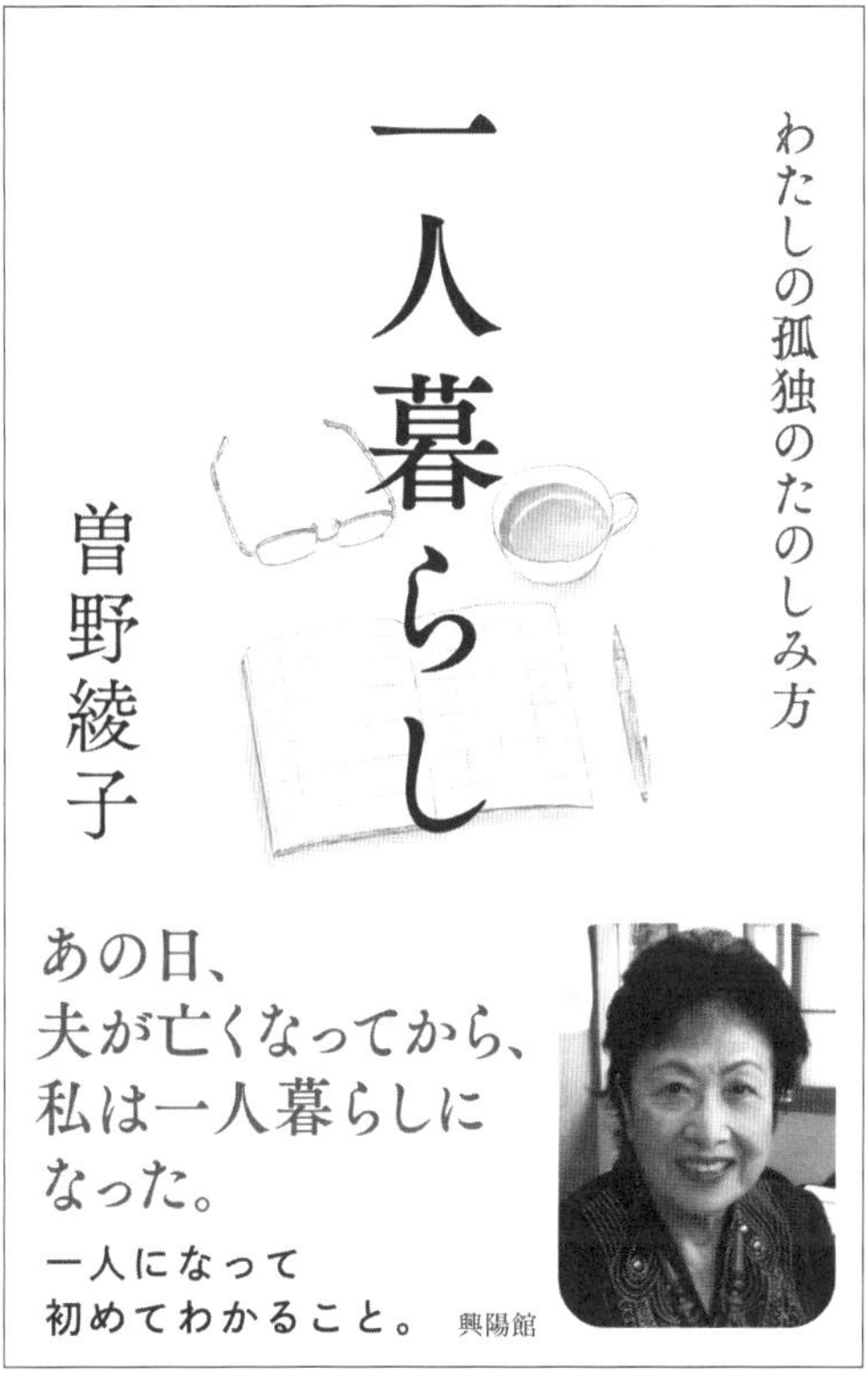

曽野綾子

本体 1,000円+税

ISBN978-4-87723-243-6 C0095

夫に先立たれても一人暮らしを楽しむ。幸せに老いるすべを伝える珠玉の一冊。

【普及版】あした死んでもいいい片づけ

2015年に出版され、ベストセラーが全書版で登場！

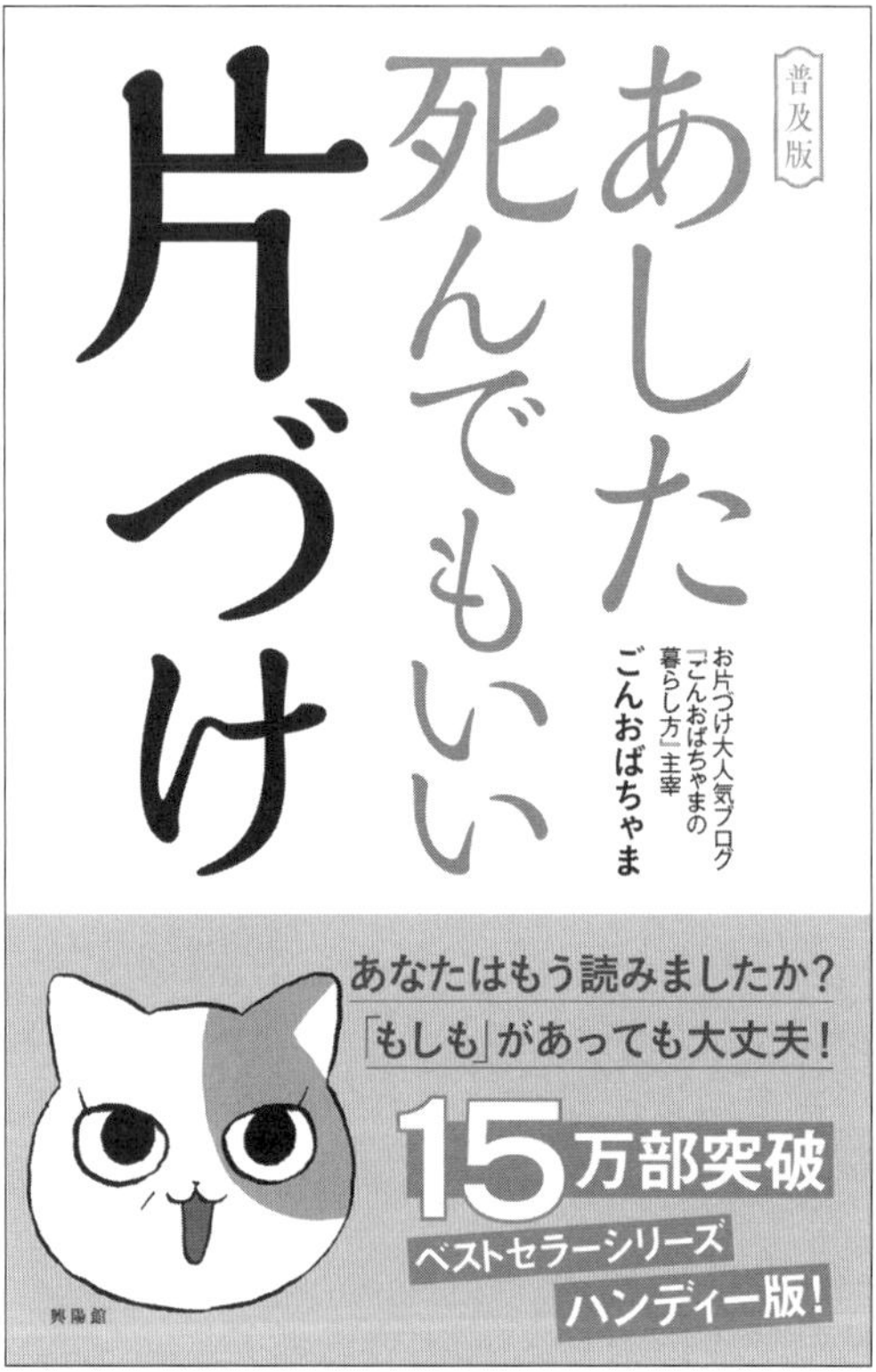

ごんおばちゃま

本体 1,000円+税
ISBN978-4-87723-244-3 C0030

「もしも」があっても大丈夫。累計15万部突破の『あした死んでもいい』シリーズ。原点のベストセラーがアップデート、ポケットサイズで登場！